essentials

Essentials liefern aktuelles Wissen in konzentrierter Form. Die Essenz dessen, worauf es als „State-of-the-Art" in der gegenwärtigen Fachdiskussion oder in der Praxis ankommt. *Essentials* informieren schnell, unkompliziert und verständlich

- als Einführung in ein aktuelles Thema aus Ihrem Fachgebiet
- als Einstieg in ein für Sie noch unbekanntes Themenfeld
- als Einblick, um zum Thema mitreden zu können

Die Bücher in elektronischer und gedruckter Form bringen das Fachwissen von Springerautor*innen kompakt zur Darstellung. Sie sind besonders für die Nutzung als eBook auf Tablet-PCs, eBook-Readern und Smartphones geeignet. *Essentials* sind Wissensbausteine aus den Wirtschafts-, Sozial- und Geisteswissenschaften, aus Technik und Naturwissenschaften sowie aus Medizin, Psychologie und Gesundheitsberufen. Von renommierten Autor*innen aller Springer-Verlagsmarken.

Thorsten Berkefeld • Michael Fröhlich

Grundlagen der Ausbildungsbedingungen bei zahnmedizinischen Fachangestellten

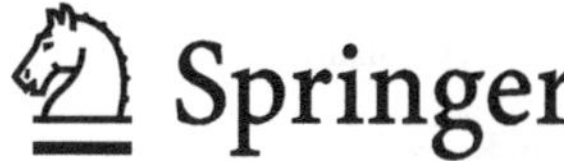

Thorsten Berkefeld
Fachgebiet Sportwissenschaft
Rheinland-Pfälzische Technische
Universität Kaiserslautern-Landau
Kaiserslautern, Deutschland

Michael Fröhlich
Fachgebiet Sportwissenschaft
Rheinland-Pfälzische Technische
Universität Kaiserslautern-Landau
Kaiserslautern, Deutschland

ISSN 2197-6708 ISSN 2197-6716 (electronic)
essentials
ISBN 978-3-662-73348-6 ISBN 978-3-662-73349-3 (eBook)
https://doi.org/10.1007/978-3-662-73349-3

Die Deutsche Nationalbibliothek verzeichnet diese Publikation in der Deutschen Nationalbibliografie; detaillierte bibliografische Daten sind im Internet über https://portal.dnb.de abrufbar.

Springer ist ein Imprint der eingetragenen Gesellschaft Springer-Verlag GmbH, DE und ist ein Teil von Springer Nature.
Die Anschrift der Gesellschaft ist: Heidelberger Platz 3, 14197 Berlin, Germany

Vorwort

„Nur ein guter Boden bringt eine gute Ernte hervor“ sagt eine Volksweisheit und drückt damit treffend aus, dass die Rahmenbedingungen einen wesentlichen Einfluss darauf haben, dass eine Pflanze sich günstig entwickeln kann und mit einer gewissen Widerstandsfähigkeit in der Lage ist, auch in zeitweise herausfordernden Umständen zu bestehen. Trotz hoher Beliebtheit der Ausbildung scheint diese analoge Gleichung im Bereich der zahnmedizinischen Fachangestellten (ZFA) nur bedingt aufzugehen. Überdurchschnittlich viele Auszubildende verlassen vorzeitig die Ausbildung oder steigen bereits nach wenigen Berufsjahren aus. Neben kognitiven, physischen und psychosozialen Faktoren dürften dabei auch organisatorische und strukturelle Bedingungen in Ausbildungsbetrieben den Ausbildungsverlauf der ZFA maßgeblich beeinflussen.

Im vorliegenden *essential* wird der Frage nachgegangen, worin besondere Herausforderungen in der ZFA-Ausbildung bestehen und in welcher Weise betriebliche Rahmenbedingungen und individuelle Eignungsmerkmale der angehenden Gesundheitsfachkräfte mit Blick auf Ausbildungsverläufe wirksam werden. Nach einem Überblick über den aktuellen Forschungsstand werden die Ausbildungsbedingungen und die Belastungsfaktoren in der ZFA-Ausbildung zunächst theoretisch fundiert und konzeptionell in das Spannungsfeld von motivationalen Einflussfaktoren, Schutz- und Risikofaktoren der Ausbildungsrahmenbedingungen sowie individuellen Resilienzfaktoren eingeordnet. Ergebnisse einer ersten explorativen Befragung angehender ZFA zu den Ausbildungsbedingungen stellen die Befunde der theoretischen Grundlegung differenziert in den Kontext der ZFA-Ausbildung und münden in ein integratives Erklärungsmodell, das die Genese möglicher Ausbildungsabbrüche prozesshaft beschreibt. Abschließend werden weiterführende Forschungsdesiderata adressiert.

Ein besonderer Dank gilt an dieser Stelle unserem Kollegen Dr. Steven Simon, der mit seinen Forschungen einen wesentlichen Beitrag zum Verständnis physischer Belastungen in der Arbeit von ZFA geleistet hat.

April 2026

Thorsten Berkefeld
Michael Fröhlich

Was Sie in diesem *essential* finden können

- Einführung in die betrieblichen Rahmenbedingungen der Ausbildung von zahnmedizinischen Fachangestellten
- Theoretische Hintergründe gelingender Ausbildung
- Darstellung individueller Voraussetzungen und Resilienzfaktoren von Auszubildenden
- Ergebnisse einer explorativen Untersuchung
- Erklärungsmodell der Genese von Ausbildungsverläufen

Interessenskonflikt Die Autor*innen haben keine relevanten Interessenskonflikte im Zusammenhang mit dieser Publikation.

Inhaltsverzeichnis

Einführung

1

Im Berichtsjahr 2024 wurden für die Ausbildung zur zahnmedizinischen Fachangestellten (ZFA) 13.614 neue Vertragsabschlüsse verzeichnet (Datenbank Auszubildende des BiBB, 2025). Dem gegenüber stehen 5634 Ausbildungsfälle (36,3 %), deren Vertrag vorzeitig gelöst wurde (Datenbank Auszubildende des BiBB, 2025). Die Quote hat sich damit zwar im Vergleich zum Vorjahr leicht verringert, liegt aber noch immer signifikant über der mittleren Lösungsquote von statistisch 29,7 % im Jahr 2023 (BiBB, 2025). Bei der Einschätzung der Ausbildungsqualität findet sich der Bereich der ZFA im Ranking aller Ausbildungsberufe seit Jahren auf den letzten Plätzen (DGB, 2025).

Gleichzeitig steht der ZFA-Bereich vor erheblichen Personalengpässen (Ziller, 2023) und zählt 2024 zu den am stärksten von Fachkräftemangel betroffenen Berufsfeldern in Deutschland (Bundesagentur für Arbeit, 2024). Befeuert vom allgemein zunehmenden Personalnotstand in der Gesundheitsversorgung befassen sich bisher viele Untersuchungen mit den beruflichen Belastungen von Pflegenden (u. a. Füreder et al., 2024; Schönfeld et al., 2025) und der Situation der medizinischen Fachangestellten (MFA) (u. a. Mambrey et al., 2024; Mergenthal & Güthlin, 2021; Schnitzler et al., 2021). Eine zusammenfassende Darstellung der berufsspezifischen Rahmenbedingungen sowie der individuellen und belastungsassoziierten Einflüsse in der Ausbildung bei MFA und ZFA legen Berkefeld et al. (2025a und b) vor. Zwar sind zwischen den Ausbildungsbedingungen der zahnmedizinischen und der medizinischen Fachangestellten aufgrund der beruflichen Ähnlichkeit gewisse Analogien anzunehmen, dennoch können die Befunde nicht uneingeschränkt übertragen werden. Gleiches gilt für Studien zur Belastungssituation von zahnmedizinischen Studierenden („Dental students“), die vornehm-

T. Berkefeld, M. Fröhlich, *Grundlagen der Ausbildungsbedingungen bei zahnmedizinischen Fachangestellten*, essentials,
https://doi.org/10.1007/978-3-662-73349-3_1

lich die Situation angehender Zahnärzte (u. a. Alotaibi et al., 2025; Basudan et al., 2017; Ghasemi et al., 2024) oder besonderer Fachgruppen der zahnmedizinischen Versorgung (z. B. Hayes et al., 2014) aufgreifen. Die Arbeitszufriedenheit der ZFA in Deutschland ist bisher kaum empirisch untersucht (Kröber & Dick, 2025). Nur vereinzelt wenden sich Studien den berufsspezifischen Belastungssituationen und den Arbeitsbedingungen der zahnmedizinischen Fachangestellten in Deutschland und insbesondere deren Situation in der Ausbildung zu. Umfragen der Zahnärztekammer Berlin aus den Jahren 2016 und 2019 erfassten Einschätzungen von ZFA-Auszubildenden vor Abschlussprüfungen sowie ihrer Ausbildungspraxen (Zahnärztekammer Berlin, 2020). Eine Studie der Landeszahnärztekammer Hessen analysierte die Arbeitszufriedenheit von zahnmedizinischen Fachangestellten und Auszubildenden in Hessen (ZM-Online, 2020).

Weiterhin können berufsübergreifende Forschungsbefunde zur Einordnung der Situation der ZFA-Auszubildenden beitragen. Es besteht Einigkeit, dass ungünstige Ausbildungsverläufe durch eine komplexe Interdependenz von individuellen, institutionellen und strukturellen Merkmalen bedingt werden (Martsch & Thiele, 2017). Der Zusammenhang von Ausbildungsbedingungen, Ausbildungszufriedenheit und Abbruchneigung ist empirisch weitgehend gesichert (Böhn & Deutscher, 2022; Martsch & Thiele, 2017; Quante-Brandt & Grabow, 2008). Daneben beeinflussen individuelle und berufswahlbedingte Faktoren, Bildungsniveau, Lern- und Leistungsvermögen sowie Migrationshintergrund das Risiko eines Ausbildungsabbruchs (Böhn & Deutscher, 2022).

Angesichts der insgesamt noch lückenhaften Forschungslage wird im Folgenden beleuchtet, in welcher Weise Ausbildungskonditionen einen modellierenden Einfluss auf Ausbildungsverläufe bei ZFA nehmen können und wie diese Bedingungen von Auszubildenden selbst eingeschätzt werden.

2 Theoretischer Kontext

2.1 Berufswahl und Ausbildungsmotivation

Bei der Wahl des Ausbildungsberufes und der weiteren beruflichen Laufbahn kommen in einem vielschichtigen, dynamischen und kontextuellen Prozess individuelle Merkmale (z. B. Wissen, Präferenzen, Interessen und Überzeugungen) und (Lern-)Erfahrungen in verschiedenen Kontexten (z. B. schulische Bildungsgänge, Praktika, Gespräche) zum Tragen (Hirschi & Baumeler, 2020). Zudem können Einflüsse von Bezugspersonen (z. B. Eltern, Lehrpersonen und Peers), entwicklungsbezogene Faktoren (z. B. Suche nach Identität) sowie aktive Such- und Entscheidungsprozesse der Person bei der Berufswahl ausgemacht werden (Hirschi & Baumeler, 2020). Bei letzterem erweist sich der Aspekt der Informiertheit als Teil einer bewussten Berufswahlentscheidung bedeutsam (Hirschi & Baumeler, 2020), wobei ausbildende Zahnärzte beklagen, dass viele ZFA-Bewerberinnen und -Bewerber keine konkrete Vorstellung von dem haben, was sie im Beruf erwartet (Ziller, 2023). Wenn die individuellen Bedürfnisse und Erwartungen weitgehend mit den berufsspezifischen Anforderungen und gegebenen Rahmenbedingungen der Ausbildung übereinstimmen, kann das einen erfolgreichen Ausbildungsverlauf wesentlich unterstützen.

Die Wahl des Ausbildungsberufes wird durch emotionale und kognitive Prozesse gestützt und durch entsprechende Beweggründe vermittelt. So kann die Wahl des Ausbildungsberufes kognitiv-zweckrational motiviert sein (Heckhausen, 1977), wenn z. B. vornehmlich ein beruflicher Abschluss angestrebt wird und die Berufswahl unter dieser Prämisse ggf. als notgedrungene Kompromisslösung oder aufgrund der Unerreichbarkeit des eigentlichen Berufswunsches erfolgt (DGB,

T. Berkefeld, M. Fröhlich, *Grundlagen der Ausbildungsbedingungen bei zahnmedizinischen Fachangestellten*, essentials,
https://doi.org/10.1007/978-3-662-73349-3_2

2025). Statistisch besteht ein enger Zusammenhang einer Berufswahl unter Kompromissen und einem ungünstigen Ausbildungsverlauf (BiBB, 2025; DGB 2025). Eine intrinsische Motivation ist über die Freude an einer Tätigkeit, an einem Ausbildungsgegenstand oder auch durch das Interesse an den Aufgabeninhalten selbst vermittelt (Rheinberg & Engeser, 2018), wobei sich Auszubildende möglicherweise auch nur mit einzelnen Tätigkeitsbereichen des Berufs identifizieren (Berkefeld et al., 2025b). Dennoch wird der Bereitschaft, sich auch für uninteressant erscheinende Aufgaben zu motivieren, zentrale Bedeutung für den Lern- und Ausbildungserfolg beigemessen (vgl. Anders et al., 2022; Metzger, 2008). Ryan und Deci (2020) zeigen, dass intrinsische und individuell internalisierte Formen der extrinsischen Motivation (z. B. soziale Anerkennung, Erfahren von Dankbarkeit, Zukunftssicherheit des Arbeitsplatzes) gleichermaßen positive Outcomes bezüglich berufsspezifischer Interessen bewirken können, wenn zugleich Grundbedürfnisse nach Selbstbestimmung, Kompetenzerleben und sozialer Verbundenheit befriedigt werden.

Die Befriedigung individueller Motivstrukturen, vorberufliche Erwartungen und die erlebte Ausbildungswirklichkeit beeinflussen wesentlich das Engagement für berufliche Anforderungen und die Berufszufriedenheit (Heinemann et al., 2009), was insbesondere bei einer Ausbildung im Wunschberuf die Genese positiver Ausbildungsverläufe fördert (vgl. Böhn & Deutscher 2022; Heinemann et al., 2009). Der Wunsch eines längerfristigen Verbleibs im Ausbildungsberuf kann als Indikator für die berufliche Zufriedenheit (DGB, 2025) und die berufliche Identifikation angenommen werden (Heinrichs et al., 2023). So gibt es Hinweise darauf, „dass eine frühe Identifikation mit dem Beruf und dem Ausbildungsunternehmen (…) positiv mit der Ausbildungs- bzw. Arbeitszufriedenheit sowie Bleibeabsichten zusammenhängt und so gegebenenfalls vorzeitige Vertragslösungen in der Phase der dualen Ausbildung verhindern kann“ (Heinrichs et al., 2023, S. 2). Wenn hingehen die berufliche Erwartung durch die wahrgenommene Ausbildungsrealität desillusioniert wird und es im weiteren Verlauf nicht gelingt, eine berufliche Identifikation aufzubauen, nimmt ein anfängliches Engagement tendenziell ab (Heinemann et al., 2009).

▶ Die Erfüllung individueller Autonomiebedürfnisse, das Erleben von Erfolg und Kompetenz sowie das Gefühl sozialer Zugehörigkeit beeinflussen maßgeblich die Ausbildungsmotivation sowie die Identifikation mit dem Ausbildungsberuf und dem Betrieb.

2.2 Berufsimmanente Belastungen

Der Übergang in eine Ausbildung stellt junge Menschen vor neue physische und psychische Herausforderungen (Anders et al., 2022; Zok & Böttger, 2019; Zöller & Tutschner, 2013), die sich in die Bereiche der Arbeitsinhalte, der sozialen Beziehungen, der Arbeitsumgebung sowie der Arbeitsorganisation gliedern lassen. Ausbildungs- und arbeitsbezogene Belastungen sind alle objektiv messbaren äußeren Einflüsse auf Beschäftigte (vgl. Schaper, 2019, S. 689). Sie werden qualitativ durch die Komplexität der Aufgaben und quantitativ durch das Ausmaß einzelner Belastungen bestimmt (Gebhardt & Quach, 2020). Je nach Tätigkeit, persönlichen Voraussetzungen und Bewertungen können daraus kognitive, emotionale oder körperliche Beanspruchungen entstehen, die sowohl als Herausforderung als auch als Belastung erlebt werden – vorausgesetzt, es stehen passende Kompetenzen und Strategien zur Verfügung (Schaper, 2019).

Für die Arbeit der ZFA werden physische Belastungen durch lange Steh- und Gehzeiten (Base, 2023) sowie in der Behandlungsassistenz ungünstige sowie statische Körperhaltungen (Hayes et al., 2014; Holzgreve et al., 2022) durch die eingeschränkte Bewegungsfreiheit im kleinen Arbeitsfeld des Mundes bei häufig langdauernden Behandlungen beschrieben (Hayes et al., 2009; Holzgreve et al., 2022). Als weitere physische Belastungen wurden monoton-wiederkehrende Bewegungsabläufe und der Krafteinsatz bei der Arbeit mit Handinstrumenten (z. B. zur manuellen Entfernung von Zahnstein) identifiziert (Holzgreve et al., 2022). Hinzu kommen Gesundheitsrisiken durch Kontakt mit chemischen Substanzen und übertragbare Krankheiten durch Nadelstichverletzungen und andere Infektionswege (Base, 2023). Akustische Reize durch medizinische Geräte als auch ungünstige Lichtverhältnisse im Behandlungsbereich werden ebenfalls als weitere berufstypische Belastungsquellen beschrieben (Base, 2023; vgl. Rothe et al., 2017).

Internationale Studien weisen auf das allgemein hohe Stresslevel zahnmedizinischen Fachpersonals, insbesondere in der Ausbildung, hin (Alotaibi et al., 2025; Basudan et al., 2017). Psychosoziale Herausforderungen können die Leistungsfähigkeit, die Entwicklung und die Gesundheit von ZFA sowie deren Arbeitszufriedenheit beeinflussen (Kröber & Dick, 2025). Durch die intensive Arbeitsbeziehung mit den Zahnärzten und den Fachkräften (Kröber & Dick, 2025) und die Zusammenarbeit mit dem Zahnarzt als Vorgesetzten auf engem Raum in der Behandlungsassistenz stehen ZFA-Auszubildende unter kontinuierlicher Beobachtung und müssen körperliche Nähe am Behandlungsstuhl als Teil ihrer Tätigkeit akzeptieren (Berkefeld et al., 2025b). Tätigkeiten im Patientenkontakt sind besonders durch emotionale Anforderungen gekennzeichnet (Lampert et al., 2021), wenn z. B. auf ängstliche oder unzufriedene Patientinnen und Patienten eingegangen werden muss (Base, 2023) oder mitunter sehr vertrauliche Situationen entstehen, in denen eigene Emotionen wie Ärger, Scham und Ekel kontrolliert werden müssen, um professionell mit rasch wechselnden Patienten umgehen zu können (Boeger & Lüdmann, 2022; Richter et al., 2014).

Ein Arbeiten unter Zeitdruck, welcher im Praxisalltag der ZFA aufgrund unerwarteter Notfälle und Schmerzbehandlung sowie einem hohen Patientenaufkommen (Base, 2023) bei zu geringer Personaldecke (Ziller, 2023) kaum vermeidbar ist, wird von Bildungsexperten unterschiedlich problematisch beurteilt (Krewerth et al., 2008). Dennoch führen viele Studien Zeitnot als wesentlich belastenden Arbeitsfaktor an (DGB, 2024; Zöller & Tutschner, 2013). Bereits eine Verminderung der für eine Aufgabe zur Verfügung stehenden Zeit um nur 10 % erhöht die Fehleranfälligkeit deutlich, und oft genügt schon der subjektive Eindruck von Zeitnot für die negative Beeinflussung der Leistung (Gugel et al., 2023). Als besonders belastend werden unvorhergesehene Arbeitsunterbrechungen durch externe Einflüsse und Multitasking bei Aufgaben mit hohem Konzentrationsbedarf identifiziert (Baethge et al., 2019). Werden mehrere Aufgaben vergleichbarer Qualität zeitgleich nebeneinander ausgeführt, kann das Unfällen und Fehlhandlungen aufgrund des steten Wechsels der Aufmerksamkeit zwischen den Aufgaben Vorschub leisten (Baethge et al., 2019) und gesundheitliche Risiken für die Beschäftigten und die Patienten nach sich ziehen. Eine damit verbundene Daueraufmerksamkeit kann zu psychischer Erschöpfung führen (Schaper, 2019), insbesondere dann, wenn delegierte Aufgaben noch nicht gelernt oder nicht beherrscht werden (Schnitzler et al., 2021). Ausgeprägte physisch-ergonomische Arbeitsanforderungen in der Ausbildung gehen signifikant mit einer erhöhten Rate von Arbeitsunfähigkeitstagen einher (Zok & Böttger, 2019). Zudem haben Auszubildende, die während ihrer Ausbildung eine hohe Belastung empfinden, mehrheitlich Schwierigkeiten bei der Erholung in ihrer Freizeit (DGB, 2025). Für weibliche Auszubildende liegt die Wahrscheinlichkeit für körperliche Beschwerden und auch psychische Belastungsfolgen signifikant höher als für Männer (DGB, 2025, Wiegel, 2024).

Für ZFA werden berufsspezifisch muskuloskelettale Beschwerden (Hayes et al., 2009; Holzgreve et al., 2022) sowie Kopfschmerzen und Reizungen der Augen (Base, 2023; Rothe et al., 2017) identifiziert. Basudan et al. (2017) stellten fest, dass der Anteil von zahnmedizinischem Personal in Ausbildung mit Depressionen und Angstzuständen überdurchschnittlich hoch ist und folgern, dass dies zu weiteren physischen und psychischen Komplikationen führen kann, die auch nach erfolgreichem Abschluss persistieren und zum vorzeitigen Ende der Berufstätigkeit führen können. Bei der Einschätzung von Belastungsfolgen ist ergänzend eine multikausale Betrachtung möglicher Belastungskonstellation zu bedenken, wobei Häufungen und

Wechselwirkungen das Risiko beanspruchungs- und gesundheitsbezogener Folgen erhöhen können (Rothe et al., 2017). Arbeitsbezogene psychosoziale Faktoren und arbeitsbedingter Stress werden im Kontext der Entwicklung muskuloskelettaler Beschwerden als bedeutend eingestuft (Rothe et al., 2017). Umgekehrt können physische Belastungsfolgen wie beispielsweise chronische Rückenschmerzen die psychische Gesundheit messbar beeinträchtigen (Stege et al., 2007).

▶ Für ZFA lassen sich eine erhöhte Beanspruchung des Bewegungsapparates bei der Behandlungsassistenz sowie psychosozialer Stress durch unvorhersehbare Belastungsspitzen und die emotional anspruchsvolle Begleitung von Patienten ausmachen, die bei unzureichenden Bewältigungs- und Kompensationsmöglichkeiten u. a. zu muskulären Verspannungen und mentalen Beeinträchtigungen führen können.

2.3 Betriebliche Risiko- und Schutzfaktoren

Ausbildungsbedingungen lassen sich qualitativ anhand eines Modells beschreiben, das Organisation, didaktisch-methodische Gestaltung, materielle und personelle Bedingungen als zentrale Input- und Prozessvariablen sowie Lernklima und jugendspezifische Faktoren einbezieht und die wesentlichen Qualitätskriterien beruflicher Ausbildung identifiziert (Krewerth et al., 2008). Studien verweisen auf einen Zusammenhang der Entscheidung zur vorzeitigen Lösung des Ausbildungsvertrags und der individuellen Einschätzung der Ausbildungssituation (BiBB, 2025). Äußere betriebliche Einflüsse können als Risikofaktoren eine Bewältigung von Herausforderungen erschweren, während oft komplementär dazu Unterstützungssysteme und günstige Arbeitsplatzbedingungen als Schutzfaktoren die Effekte von Belastungen abmildern können (Nerdinger, 2019; Serafin, 2018).

2.3.1 Strukturelle und organisatorische Rahmenbedingungen

Ausbildungsorganisatorisch weisen Bildungsexperten auf die hohe Bedeutung personeller Zuständigkeiten und einer planvoll gestalteten Ausbildung entlang geläufiger Geschäftsprozesse mit der Einbettung abwechslungsreicher Ausbildungsaufgaben in größere Arbeitskontexte hin (Krewerth et al., 2008). Für die Zahnarztpraxis wäre demnach ein durch ausgebildete Fachpersonen verbindlich begleiteter, prozessorientierter Einsatz der ZFA-Auszubildenden allen Arbeitsbereichen der Einrichtung einschließlich Verwaltungs- und Empfangsbereich anzustreben (Berkefeld et al., 2025a). Eine solchermaßen planvoll strukturierte Ausbildung gestattet einen steten Kompetenzaufbau in die jeweils angrenzende Zone der Entwicklung. Klar definierte Zuständigkeiten und Aufgaben verhindern hier Missverständnisse in betrieblichen Arbeitsabläufen, fördern die Übernahme von Verantwortung für delegierte Tätigkeiten und schaffen Sicherheit für das selbstständige Handeln in einem gegebenen Setting. Mit Aushändigung des Ausbildungsrahmenplans im Anhang des Ausbildungsvertrags soll Auszubildenden transparent werden, wann in ihrer Ausbildung welche Kompetenzen vermittelt und welche Ziele damit verfolgt werden (Schreiber et al., 2023). Ergibt sich hingehen die Gestaltung der Ausbildung informell aus den laufenden Arbeitsprozessen (Schreiber et al., 2023), wird der Ausbildungsplan mitunter als strukturierendes Element kaum erfahrbar (Quante-Brandt & Grabow, 2008). Dabei wird vor allem das Verrichten ausbildungsfremder und gering qualifizierter Tätigkeiten, die keine Ausbildungsfortschritte unterstützen (DGB, 2025), als problematisch erachtet (Krewerth et al., 2008). Als ungünstige Rahmenbedingungen tragen ungenaue Anweisungen und intransparente Vorgaben von Ausbildenden und Vorgesetzten zum Belastungsrisiko bei (Zöller & Tutschner, 2013). Überstunden ohne Ausgleich durch arbeitsfreie Zeit schränken die besonders zu Beginn der Ausbildung benötigte Zeit zum Lernen ein und können die körperliche wie mentale Erholung von Auszubildenden beeinträchtigen (DGB, 2024).

► Eine organisatorisch klar strukturierte und mit verbindlichen Zuständigkeiten geregelte Ausbildung, die vielfältige Aufgaben in allen Bereichen der Zahnarztpraxis beinhaltet und einem für die Auszubildenden transparenten Ausbildungsplan folgt, kann den Kompetenzaufbau und die Übernahme von Verantwortung der Auszubildenden grundlegend fördern.

2.3.2 Fachliche Ausbildungsbedingungen

Die fachliche Qualität der betrieblichen Ausbildung kann über die Unterstützung durch Ausbildende am Arbeitsplatz, die planvolle Ausbildung und den Einsatz in berufstypischen Tätigkeitsbereichen hinaus durch die Aufgabenqualität und die lernförderliche Vermittlung von Ausbildungsinhalten als weitere Indikatoren abgebildet werden (DGB, 2025; Krewerth et al., 2008). Der fachlichen und pädagogischen Eignung sowie der Präsenz der Ausbildenden in den Betrieben in vorliegenden Forschungsbefunden wird eine besondere Bedeutung beigemessen (u. a. Deuer, 2015; Krewerth et al., 2008; Quante-Brandt & Grabow, 2008). Dabei wird die Anlage und Gestaltung der betrieblichen Ausbildung von unterschiedlichen Werten beeinflusst, die sich letztlich im Ausbildungshandeln widerspiegeln (Schreiber et al., 2023). Als lernförderlich erweist sich eine Lernumgebung, in der eine Aneignung von Kenntnissen und Fertigkeiten erleichtert und positiv beeinflusst wird (Helmke, 2022). Das impliziert den konstruktiven Umgang mit Fehlern, das Bereitstellen angemessener Zeitfenster für die Bewältigung von Aufgaben, ein entspanntes soziales Klima sowie den Abbau von Angst (Helmke, 2022). Bildungsexperten betonen in diesem Zusammenhang die Bedeutung verlässlicher Unterstützungsangebote und regelmäßiger Feedbackgespräche (Krewerth et al., 2008). Beides fördert über anspruchsvolle und zugleich realistisch erreichbare Zielvereinbarungen den Lernprozess und das Selbstwirksamkeitserleben. Zeitnahe und formative Rückmeldungen zu bereits vorhandenen bzw. noch zu erwerbender Kompetenzen (Genkova & Gassel, 2024; Hattie, 2021) bestärken die Zuversicht der Beschäftigten, Anforderungen und herausfordernde Situation am Arbeitsplatz kompetent bewältigen zu können (Nerdinger, 2019). Ein solches ressourcenorientiertes Feedback unterstützt alle, nicht nur lernschwächere Auszubildende (Hattie, 2021) und ist mit aufgaben- und kompetenzorientiertem Bezug vom personen- oder eigenschaftsbezogenen Lob zu trennen (Helmke, 2022). Indirektes Feedback erfahren Auszubildende durch das selbstreflexive Wahrnehmen lohnender Anstrengung, Beteiligung und erfolgreicher Bewältigung von angemessenen Herausforderungen in anspruchsvollen Ausbildungsaufgaben (Hattie, 2021). Inhaltlich und methodisch gilt neben einer prozessbezogenen Ausbildung mit abwechslungsreichen sowie anspruchsvollen Aufgaben und möglichst selbstständiger Planung, Durchführung und Kontrolle von Arbeiten die Toleranz von Fehlern bei ausreichender Übungszeit als zentrales Qualitätskriterium (Krewerth et al., 2008; Scheiber et al., 2023). In der zahnmedizinischen Versorgung ist die Toleranz von Fehlern nur bis zum Punkt einer anzunehmenden Gesundheitsgefährdung von Beschäftigten und der Patienten möglich, sodass sich ein andauernder Erfolgsdruck bei den auszubildenden ZFA ergeben kann (Berkefeld et al., 2025b). Zudem werden Fehler unter Leistungserwartung häufig von negativen Gefühlen wie Scham oder Versagensängsten begleitet (Helmke, 2022; Pösse et al., 2025), sodass die Entwicklung einer konstruktiven Fehlerkultur eng mit der Stärkung von Emotionsregulation sowie der Widerstandsfähigkeit einer Person verbunden ist (Pösse et al., 2025).

Studien zufolge wird der Theorie-Praxis-Transfer in der geforderten fachlichen Qualität von Ausbildungspraxen (Krewerth, 2008) und auch von Auszubildenden (DGB, 2025) nicht immer als zufriedenstellend beurteilt. Eine abgestimmte Zusammenarbeit der Berufsschule mit den ausbildenden Betrieben könnte wesentlich dazu beitragen, theoretisches Wissen in die berufliche Praxis zu übertragen und umgekehrt Praxiswissen theoretisch zu vertiefen und zu reflektieren (Berkefeld et al., 2025a; Krewerth et al., 2008). Letztlich spiegelt sich eine unzureichende Passung von Ausbildungsangebot und individuellem Leistungsvermögen aus Sicht der Auszubildenden in einem Über- oder Unterforderungserleben. Konzepte von Passung und adaptiver Lehr-Lern-Arrangements werden die Heterogenität von Lernenden mit ihren unterschiedlichen Lernvoraussetzungen (z. B. Vorkenntnisse, sprachliche Voraussetzungen, soziokultureller Hintergrund, Entwicklungsstand) berücksichtigen (Helmke, 2022) und lernförderlich nutzen. Die persönlichen Merkmale wie auch das Leistungsvermögen der Auszubildenden sind entscheidend für Art und den Umfang der zu vermittelnden Fachkenntnisse und -fähigkeiten (Schreiber et al., 2023), wobei der Anforderungsbereich knapp über dem aktuellen Kompetenzniveau der Auszubildenden liegen sollte und so unter lernwirksamer Information und Anleitung den Schritt in die nächste Zone der Entwicklung ermöglicht (Helmke, 2022). Das erfordert von den Ausbildenden diagnostische Kompetenz (Helmke, 2022) und letztlich fortlaufende Anpassungsprozesse in der Ausbildung. Fehldosierte Anforderungen begünstigen Misserfolge und Überforderungserleben, was letztlich mit negativen Gefühlen und Einbußen der körperlichen bzw. seelischen Gesundheit einher gehen kann. Die untergeordnete berufliche Position der Auszubildenden mit eingeschränkten Kontroll- bzw. Entscheidungsmöglichkeiten kann Ohnmachtsgefühle und Überforderung verstärken (vgl. Schaper, 2019) und ihrerseits Ängste und ggf. Fluchtgedanken auslösen (Boeger & Lüdmann, 2022). Somit kommt Gestaltungs- und Handlungsspielräumen für die Bewältigung von Aufgaben in der Ausbildung eine belastungsprotektive und stressmindernde Bedeutung zu. Hinzu kommt, dass ein Lernen unter psychischer Belastung kognitive Einschränkungen (z. B. Verengung der Wahrnehmung und Denkblockaden) und dadurch eine tendenziell oberflächliche Informationsverarbeitung begünstigt (Helmke, 2022), ohne dass daraus kreative Lösungen für Handlungsprobleme erwachsen.

► Eine lernförderliche, den individuellen Leistungsmöglichkeiten angepasste Aufgabenkultur mit angemessenen Freiheitsgraden sowie eine verlässliche Unterstützung mit konstruktivem Feedback und Fehlertoleranz können entscheidend zum Kompetenzerwerb der Auszubildenden beitragen.

2.3.3 Soziale Einflüsse im Kontext der Ausbildung

Die positiven Effekte von sozialer Unterstützung und insbesondere von Peers auf das Lernen werden in Studien als hoch eingestuft (Hattie, 2021), was für eine Ausbildung in kooperativen Settings mit vielfältigen Möglichkeiten des fachlichen Austausches und Aushandelns möglicher Handlungsalternativen auch mit Auszubildenden aus anderen Ausbildungsjahren spricht (Schreiber et al., 2023). Der Einfluss sozialer Beziehungen auf die mentale Gesundheit und das psychische Stresserleben ist auf der Grundlage des Job-Demand-Control-Support-Modells von Johnson und Hall plausibel und in Studien hinreichend belegt (Rothe, 2017). Eine soziale Unterstützung geht mit psychischer Gesundheit und einem signifikant verringertem Erkrankungsrisiko einher (Bengel & Lyssenko, 2012). Soziale Unterstützung stellt somit eine wesentliche Ressource dar (Boeger & Lüdmann, 2022), die beim Umgang mit Arbeitsanforderungen hilft (Richter et al., 2014; Schaper, 2019) und auftretende Belastungen abfedern kann (Bengel & Lyssenko, 2012; Knispel et al., 2025). Häufig wirkt schon die Zuversicht einer verlässlichen Unterstützung im Bedarfsfall als ein kognitiver Schutzfaktor (Bengel & Lyssenko, 2012). Andererseits belegen zahlreiche Studien den Zusammenhang von zwischenmenschlichen Konflikten in der Ausbildung und einer vorzeitigen Vertragslösung (Mischler, 2014). Destruktives Führungsverhalten beeinträchtigt die Mitarbeitsbereitschaft, begünstigt kontraproduktive Verhaltensweisen und Reaktanz der Beschäftigten und fördert darüber hinaus Stresserleben mit negativen Auswirkungen auf die Gesundheit (Genkova & Gassel, 2024; Schaper, 2019). Demgegenüber fördert eine wertschätzende Behandlung der Auszubildenden als neue Mitarbeiter die Entwicklung beruflicher Identität sowie das berufliche und betriebliche Engagement (Heinemann et al., 2009; Nerdinger, 2019).

Ausbilder wirken u. a. als Vorbilder und berufliche Identifikationsinstanzen (Heinrichs et al., 2023). Ihnen kommt zudem eine soziale Fürsorgepflicht für die Auszubildenden im Umgang mit gefährdenden Arbeiten (vgl. auch § 22 Jugendarbeitsschutzgesetz; § 9 Arbeitsschutzgesetz) und bei der Beachtung und Anwendung ergonomischer Arbeitsweisen als integratives Thema während der gesamten Ausbildungsdauer zu (vgl. Ausbildungsplan für die betriebliche Ausbildung der ZFA, BGBl. 2022 Teil I Nr. 11). Studien zeigen, dass instruktive Hinweise zur Ergonomie das Haltungsrisiko bei zahnmedizinischen Behandlungstätigkeiten signifikant verringern können (Hayes et al., 2014; Lietz et al., 2020; Simon et al., 2024). Werden von Vorgesetzten sicherheitsrelevante Fragen hingegen nicht angesprochen, messen Beschäftigte diesen in der Regel selbst auch keine hinreichende Bedeutung zu (Schaper, 2019).

- Eine Ausbildungsbeziehung, die von gegenseitigem Respekt und Wertschätzung, fairer und transparenter Behandlung sowie konstruktiver Kommunikation und Teamarbeit gekennzeichnet ist, fördert über kooperative Lern- und Ausbildungssettings den Kompetenzerwerb, begünstigt die Identifikation mit betrieblichen Zielen und kann Stresserleben günstig beeinflussen.

2.4 Individuelle Risiko- und Schutzfaktoren

Den gegebenen betrieblichen Rahmenbedingungen der Ausbildung stehen zum einen bestehende Risikodeterminanten einer Person gegenüber, die eine Bewältigung von Herausforderungen erschweren oder gar verhindern können. Andererseits können individuell vorhandene Fähigkeiten und Persönlichkeitsmerkmale als Schutzfaktoren wirksam werden. Sie moderieren den individuellen Umgang mit Belastungen als relativ stabile Persönlichkeitseigenschaften, im Erleben und Reagieren in der konkreten Konfrontation oder als Ergebnis einer Anpassung nach zurückliegenden Belastungserlebnissen (Arnold et al. 2023).

2.4.1 Haltungen und Überzeugungen

Persönlichkeitsmerkmale wie Zielorientierung, Verantwortungsbereitschaft, Selbstreflexion, Flexibilität und Einsatzbereitschaft und sozial-kommunikative Orientierungen wie Teamfähigkeit, Kommunikationsbereitschaft, Empathie und Anpassungsfähigkeit werden als berufliche Schlüsselkompetenzen identifiziert (Becker & Pastoors, 2018). In ihrer Performanz zeigt sich zugleich die individuelle Haltung einer Person zur sozialen Umwelt und ihrer Arbeit (Becker & Pastoors, 2018). Genetisch veranlagte oder biographisch erworbene Dispositionen können Personen für die Entwicklung psychischer Beeinträchtigungen oder körperlicher Erkrankungen infolge von Belastungen vulnerabel („verletzlich“) machen (Anders et al., 2022; Serafin, 2018). So könnten sich beispielsweise impulsive Persönlichkeitsmerkmale ungünstig auswirken und vorzeitige Vertragslösungen beeinflussen (Lange, 2020).

Einzelne Resilienzmodelle weisen vergleichbar kognitiv-reflexive und interaktive Aspekte sowie Merkmale emotionaler Widerstandsfähigkeit auf (Thun-Hohenstein et al., 2020). Der Einfluss von Selbstwirksamkeitsüberzeugungen ist in allen Modellen grundlegend. Auf der Ebene der Persönlichkeitsmerkmale wird psychische Belastbarkeit gestützt durch Optimismus, Akzeptanz, Lösungsorientierung, Selbstfürsorge, soziale Netzwerkorientierung, Zukunftsplanung und dem Vermeiden einer Opferrolle (Richter et al., 2014). Regelmäßige positive Emotionen und eine optimistische Einstellung wirken stressprotektiv (Bengel & Lyssenko, 2012), besonders wenn sie mit der Bereitschaft zur aktiven Bewältigung mit Herausforderungen verbunden sind (Bengel & Lyssenko, 2012; Knispel et al., 2025). Optimismus steht dabei im Zusammenhang mit Selbstwirksamkeit, Kompetenzerwartung und Kontrollempfinden (Bengel & Lyssenko, 2012). Das Vertrauen in die eigenen Fähigkeiten und Fertigkeiten wirkt sich nachweislich positiv aus (Bengel & Lyssenko, 2012; Gebhardt et al., 2014). Die Kontrollüberzeugung wird in Studien als positive Voraussetzung zur Stressbewältigung beschrieben. Die schützenden Effekte bei anhaltend-wiederkehrenden Belastungsfaktoren sind jedoch differenziert zu betrachten (Bengel & Lyssenko, 2012). In Dienstleistungsberufen mit prosozialem Anspruch gelten berufliches Selbstwirksamkeitserleben und Sinnerfüllung als zentral bedeutsam für die Erhaltung der mentalen Gesundheit der Beschäftigten (Lampert et al., 2021). Die innere Überzeugung, die Dinge kontrollieren zu können, sie zu verstehen und als sinnhaft zu erleben (Kohärenzgefühl) ermöglicht es, situationsspezifisch und flexibel auf Anforderungen zu reagieren und wird in Querschnittsstudien positiv mit dem Erhalt psychischer Gesundheit assoziiert (Bengel & Lyssenko, 2012). Situative Akzeptanz lässt es zu, negative Gegebenheiten und Emotionen mit einer gewissen Gelassenheit anzuerkennen, wenn diese nicht zu vermeiden oder zu beeinflussen sind (vgl. Knispel et al., 2025). Eine lösungsorientierte Haltung kann Stress und Angst bei schwierigen Arbeitsbedingungen reduzieren (Knispel et al., 2025). Attraktive Zukunftsziele fördern problemlösendes und proaktives Handeln, stärken dadurch das Wohlbefinden und können emotionaler Erschöpfung vorbeugen (Knispel et al., 2025).

▶ Neben der Erwartung von Selbstwirksamkeit wird die individuelle Belastbarkeit eines Menschen durch eine von Optimismus, Situationsakzeptanz und Lösungsorientierung sowie sozial-kommunikativer Orientierung getragene Grundeinstellung grundlegend unterstützt.

2.4.2 Bewältigung kognitiver Anforderungen

Mangelnde Ausbildungsfähigkeit und defizitäre schulische Voraussetzungen werden als wesentliches Problem- und Konfliktfeld der Ausbildung identifiziert (Krewerth et al., 2008; Ziller, 2023), wobei der Begriff der Ausbildungsreife nicht einheitlich definiert ist (Heintz, 2016) und auch empirische Studien zur Relevanz angeführter Merkmale für erfolgreiche Ausbildungsverläufe fehlen (Eberhard, 2018). Gemeinhin wird darunter „ein Bündel von Wissen, Fähigkeiten und Eigenschaften [verstanden], die es einem jungen Menschen ermöglichen, erfolgreich eine Ausbildung in einem Betrieb zu absolvieren“ (Heintz, 2016, S. 19). Dazu gehören grundlegende psychologische Leistungsmerkmale (u. a. logisches Denkvermögen, Merkfähigkeit, Bearbeitungsgeschwindigkeit, räumliches Vorstellungsvermögen), das Beherrschen schulischer Basiskompetenzen sowie die psychische und physische Belastbarkeit (Bundesagentur für Arbeit, 2009). Deklaratives und prozedurales Vorwissen sind Voraussetzung für das Einbinden neuer Informationen in vorhandene kognitive Strukturen und deren Erweiterung (vgl. Gruber & Stamouli, 2020; Helmke, 2022) sowie für eine zielführende Bewältigung komplexer Anforderungen im Wechselspiel von Lernen und Problemlösen (Gruber & Stamouli, 2020). Selbst bei vergleichbaren Ausbildungsangeboten profitieren Lernende, die bereits mit soliden bereichsspezifischen Vorkenntnissen in den Lernprozess starten, in der Regel stärker als solche mit ungünstigeren Ausgangsbedingungen (Helmke, 2022), ohne dass ein Zusammenhang mit dem Engagement in der Berufsausbildung festgestellt werden konnte (Heinemann et al., 2009). Da für das neue Lerngebiet des Ausbildungsberufes in aller Regel kaum anschlussfähiges Fachwissen vorhanden ist, kommt einer vorberuflichen Grundbildung bzw. einschlägigen Berufspraktika eine lernförderliche Bedeutung für eine spätere Ausbildung zu. Als Qualitätsmaßstäbe zur Einschätzung einer berufsspezifischen Eignung für die ZFA-Ausbildung werden u. a. Flexibilität, Finger-Hand-Geschick, Fähigkeit zur Planung und als besondere Fähigkeiten im kommunikativen Bereich das Verständnis für mündliche Äußerungen und sprachliches Ausdrucksvermögen genannt (Bundesagentur für Arbeit, o. J.).

Für das Lernen wesentlich ist das Bewusstsein der individuell begrenzten Aufnahme- und Verarbeitungskapazität von Reizen und die Fähigkeit, Aufmerksamkeit auf eine Aktivität oder Information zu fokussieren und dabei störende Gedanken und Gefühle zu regulieren (Metzger, 2008). Auszubildende sollten also im Idealfall in der Lage sein, aus vielen und eventuell auch nebensächlichen Informationen die wesentlichen Merkmale zu erfassen, um sich im weiteren Lernprozess gezielt damit auseinanderzusetzen (Metzger, 2008). Die Konzentrationspanne kann auf eine zeitlich begrenzte Aufgabe fokussiert oder über eine längere Dauer wie einen 8-Stunden-Arbeitstag abgebildet werden.

Nicht zuletzt angesichts der sich rasch wandelnden Arbeitswelt wird von jungen Menschen im Rahmen der Berufsausbildung erwartet, Lern- und Arbeitsprozesse zunehmend selbstständig und eigenverantwortlich zu gestalten, indem sie ohne fremde Hilfe zu erledigende Aufgaben erkennen und aus eigenem Antrieb ausführen (Becker & Pastoors, 2018). Dies setzt voraus, dass Informationen selbstständig genutzt, mithilfe von Wiederholungs- und Elaborationsstrategien verarbeitet sowie metakognitiv organisiert werden. Auszubildende müssen sich dazu in emotionalen, motivationalen und volitionalen Faktoren entsprechend fokussierter Zieldimensionen und vorhandener Ressourcen selbst steuern (Boekaerts, 1999; Kopp & Mandl, 2011; Zimmermann, 2000). Selbstreguliertes Lernen ist laut Zimmermann (2000) ein dynamischer Prozess, bei dem Lernende ihren aktuellen Stand mit einem Ziel vergleichen und gegebenenfalls Maßnahmen zur Zielerreichung ergreifen. Dieser schleifenartig zu durchlaufende Regelkreis von Planung, Durchführung und Evaluation der Zielerreichung entspricht dem Prinzip der vollständigen Handlung und ist damit gut anschlussfähig an alltagstypische Arbeitsabläufe in der betrieblichen Praxis. Autoren wie Boekaerts (1999) sowie Kopp und Mandl (2011) beschreiben für das selbstregulierte Lernen eine stufenweise Entwicklung vom Selbstbeobachten (Selfmonitoring) über die Wahl geeigneter Handlungsstrategien bis hin zur reflexiven Auseinandersetzung mit persönlichen Zielen und Ansprüchen. Die Fähigkeit zur Selbststeuerung kann direkt durch das Trainieren von Lern- und Arbeitsstrategien oder indirekt durch eine Umgestaltung der Lernumgebung angeregt werden (Konrad, 2024). Beide Ansätze können unabhängig von kognitiven Voraussetzungen die Bereitschaft fördern, sich für anspruchsvolle Aufgaben und das Erreichen von Ausbildungszielen anzustrengen (vgl. Konrad, 2024). Andererseits können überhöhte Ansprüche an die eigene Leistung und Verantwortung mit Versagensangst oder Sorge um den Verlust von Wertschätzung durch Mitmenschen einhergehen. Ghasemi et al. (2024) zeigten für zahnmedizinisches Personal in Ausbildung, dass eine hohe Kompetenzerwartung zu erhöhter Arbeitsbelastung führt, wenn die Betroffenen nach noch höherer Selbstwirksamkeit streben. Negative Überzeugungen hinsichtlich eigener Fähigkeiten oder Erfolgsaussichten können indes dazu führen, dass Auszubildende das vorhandene Leistungspotenzial nicht vollständig ausschöpfen können (Hattie, 2021; Metzger, 2008).

▶ Auszubildende können wesentlich von soliden Basiskompetenzen profitieren, an die in der Ausbildung erweiternd angeknüpft werden kann. Der gezielte Aufbau benötigter Lern- und Arbeitsstrategien in der Ausbildung unterstützt das selbstgesteuerte Lernen und das Planen, Durchführen und Evaluieren beruflicher Aufgaben.

2.4.3 Bewältigung physischer Belastungen

Gesundheitskompetenz als Fähigkeit, gesundheitsbezogene Informationen aufzusuchen, zu rezipieren und in geeigneter Weise anzuwenden (vgl. Jordan, 2023), wurde als theoretisches Konzept im Kontext der dualen Berufsausbildung bisher kaum adressiert (Zöller & Tutschner, 2013). Die Bereitschaft zur Übernahme von Verantwortung für das eigene Wohlergehen und in der Folge einem aktiven Gesundheitshandeln wird letztlich von der individuellen Einstellung zu Gesundheit und der Erwartung eines Erkrankungsrisikos moderiert. Nach dem Health-Belief-Modell (Becker, 1974) gleichen Menschen wahrgenommene grundsätzliche und individuelle Gesundheitsrisiken mit dem Nutzen und Aufwand von Vorsorgemaßnahmen kognitiv ab. Wenn also in der Einschätzung keine potenzielle Gefährdung durch Belastung wahrgenommen wird, bleiben gesundheitsfördernde Anstrengungen im Allgemeinen aus. Nicht ausreichender bzw. nicht erholsamer Schlaf gilt im Zusammenhang mit der Erhaltung von Wohlbefinden der Auszubildenden als stärkster Einflussfaktor (Zöller & Tutschner, 2013). Weiterhin fördern eine gesunde Ernährung, der Verzicht auf Tabak-, Drogen- und Alkoholkonsum und aktiver Stressabbau mit der Gesundheit auch die berufliche Belastbarkeit von Auszubildenden (Zöller & Tutschner, 2013). Die positiven Effekte regelmäßiger Bewegung für die Gesundheit sind hinlänglich beschrieben und empirisch belegt (Hollstein, 2019). Studien zeigen präventive wie auch schmerzlindernde Wirkungen bei unspezifischen Rückenbeschwerden (Niederer & Banzer, 2017). Ein regelmäßiges Training mit Kraftausdauer-, Dehnungs- und Körperwahrnehmungsübungen kann signifikant die Körperhaltung verbessern und beugt damit Nacken-Rückenbeschwerden infolge von Haltungsschwächen und Fehlhaltungen vor (Ludwig et al., 2017). Darüber hinaus zeigt sportliche Aktivität positive Effekte auf das mentale Wohlbefinden und der Senkung der Stressbelastung, sowie auch im Bereich der Immunabwehr und der neuronalen Aktivität des Gehirns (Hollstein, 2019).

▶ Die WHO (2020) empfiehlt für die Gruppe der 18 bis 64-jährigen eine wöchentliche Bewegungszeit von mindestens 150 min moderater Aktivität bzw. 75 min intensiver Bewegung, wobei jede Form körperlicher Aktivität im Kraft- bzw. Ausdauerbereich zum gesundheitlichen Benefit beiträgt.

Studien stellen hinsichtlich des Bewegungsverhaltens von Erwachsenen (Hollstein, 2019) und Auszubildenden (Zok & Böttger, 2019) deutlichen Entwicklungsbedarf fest.

2.4.4 Bewältigung psychosozialer Belastungen

Bei der Bewältigung der sich immer schneller wandelnden Ausbildungs- und Arbeitsbedingungen kommt der psychischen Gesundheit eine Schlüsselrolle zu (OECD, 2012). Die WHO (2025) definiert psychische Gesundheit als „Zustand des psychischen Wohlbefindens, in dem Menschen gut mit den Belastungen des Lebens zurechtkommen, ihre Fähigkeiten entfalten können, gut lernen und arbeiten können und einen Beitrag zu ihrer Gemeinschaft leisten" und stellt damit die psychische Belastbarkeit in den unmittelbaren Zusammenhang mit dem Selbstwirksamkeitserleben und Chancen von Bildung und Arbeit. Entscheidend für den Umgang mit psychischen Herausforderungen sind demnach nicht nur die Persönlichkeitsmerkmale, die größtenteils das Erleben von Belastungssituationen moderieren und dadurch das Verhalten beeinflussen (Lazarus, 1991 / 1999, zit. in Boeger & Lüdmann, 2022, S. 256; Rothe et al., 2017), sondern auch die Möglichkeiten einer Person, vorhandene Ressourcen und Fähigkeiten zur deren Bewältigung zu nutzen (Schaper, 2019). Letztere sind insbesondere durch Strategien im Umgang mit Stress, der Fähigkeit der Selbst- und Fremdwahrnehmung sowie der (emotionalen) Selbststeuerung charakterisiert (Fröhlich-Gildhoff & Rönnau-Böse, 2021).

Auszubildende sind gerade zu Beginn der Ausbildung mit unterschiedlichen Bezugspersonen und neuen sozialen, unter Umständen auch inkonsistenten Erwartungen konfrontiert, die zu Verunsicherungen in der Rollenfindung (Anders et al., 2022) und damit einhergehend zu zwischenmenschlichen und innerpsychischen Konflikten führen können. Im Vergleich zu aufgabenbezogenen Konflikten werden Beziehungskonflikte deutlich herausfordernder erlebt (Becker, 2018). Im Alltag entfalten sich solche Konflikte im Spannungsfeld von Anpassung, also der Fähigkeit einer Person, sich ziel- und lösungsorientiert in ein Team einzufügen (Becker & Pastoors, 2018), und der Verwirklichung individueller Interessen und Bedürfnisse. In der individuellen Bewertung werden neben der objektiven Schwere, Intensität und Dauer eines belastenden Ereignisses auch dessen Vorhersehbarkeit, das subjektive Gefühl von Kontrollierbarkeit und die Ursache den Grad der Verunsicherung bestimmen (Bengel & Lyssenko, 2012; Boeger & Lüdmann, 2022). Zudem können sich Entwicklungsaufgaben der privaten Lebenswelt der Auszubildenden mit den hinzukommenden Herausforderungen der Berufswelt zu einem erhöhten Belastungspotenzial aufsummieren (Gebhardt & Quach, 2020).

Menschen mit guter Konflikt- und Stresskompetenz erkennen Problemlagen früh, nehmen eigene Gefühle wahr und kommunizieren angemessen, wobei sie eigene und andere Perspektiven reflektieren (Becker & Pastoors, 2018). Im günstigsten Fall kommt es dadurch zu einer Neubewertung der Belastungssituation und deren Umdeutung als positive Herausforderung (Boeger & Lüdmann, 2022). Beim Ergreifen aktiver Maßnahmen zur Bewältigung der Belastungslage (= Coping) richten die Betroffenen ihr Handeln entweder problemorientiert direkt auf die Lösung der vorliegenden Belastungssituation aus, oder sie ergreifen emotionsorientierte Strategien der Stress- und Konfliktbewältigung, indem die belastungsinduzierten Spannungszustände external durch Gefühlsausbrüche bzw. internal durch Verarmung psychischer Reaktionen reguliert werden (Boeger & Lüdmann, 2022). Alternativ dazu erscheint eine Problemvermeidung (avoidant coping) durch Leugnen, Ablenkung oder Situationsflucht als passive Bewältigungsform zwar kurzfristig erfolgreich, kann aber auf längere Sicht bei weiterem Aufbau emotionaler Spannungszustände als Belastungsfolge selbst zum Risikofaktor werden (Serafin, 2018). Es ist aber nicht zu verallgemeinern, dass problemorientierte Coping-Strategien stets zu einer befriedigenden Lösung führen und emotionsfokussierte oder vermeidende Strategien grundsätzlich negativ wirken (Bengel & Lyssenko, 2012). Die situativ geeignete Coping-Strategie hängt davon ab, ob eine Problemlage durch die Person beeinflusst werden kann und ob sie über eine entsprechende Bewältigungserwartung verfügt. Ein aktives Coping kann wesentlich vom Support durch soziale Netzwerke profitieren, wenn die Betroffenen mithilfe sozial-kommunikativer Kompetenzen in der Lage sind, auf andere Menschen zuzugehen, sich in schwierigen Situationen Unterstützung zu suchen und auch selbst aktiv Hilfe anzubieten (Anders et al., 2022; Becker & Pastoors, 2018; Bengel & Lyssenko, 2012). Andererseits stoßen Unterstützungsgesuche an Grenzen, wenn qualifizierte Ansprechpartner fehlen oder Auszubildende bei Stress keine zusätzliche Belastung sein wollen (Schnitzler et al., 2021) bzw. sich schämen, um Hilfe zu bitten.

Zusammen mit kognitiven Entscheidungen steuern und regulieren Emotionen das Verhalten einer Person und deren soziale Interaktion (Anders et al., 2022; Serafin, 2018). Emotional kompetente Menschen sind im Allgemeinen in der Lage, negative Gefühlslagen so zu regulieren, dass sie ihre Handlungsfähigkeit rasch wiedererlangen (Pösse et al., 2025). Diese „Emotionsarbeit" umfasst den professionellen Umgang mit eigenen Gefühlen wie auch mit den Emotionen der Interaktionspartner, wobei kulturelle Prägungen moderierend wirken können (Boeger & Lüdmann, 2022). In Anlehnung an Saarni (2002) können für Angehörige der Gesundheitsberufe als sozial-emotionale Kompetenzbereiche u. a. das Wahrnehmen und Verstehen eigener und fremder Emotionen, das Kommunizieren von und über Emotionen, den Umgang mit Emotionen sowie Selbstwirksamkeitserleben in der Einflussnahme auf eigene Emotionen beschrieben werden (Boeger & Lüdmann, 2022). Für den Umgang mit Patienten ist zudem ein Ausbalancieren der empathischen Anteilnahme auf der einen Seite und der professionellen mentalen Abgrenzung andererseits wesentlich (Detached Concern), um emotionale Ressourcen der Gesundheitsfachkräfte zu schützen und deren soziale Handlungsfähigkeit aufrechtzuerhalten (Lampert et al., 2021). Eine solche Selbstfürsorge am Arbeitsplatz und ein ausgewogenes Verhältnis zwischen Arbeit und Privatleben (Knispel et al., 2025) senken das Risiko emotionaler Erschöpfung.

▶ Der Umgang mit psychosozialen Herausforderungen wird wesentlich von der Verfügbarkeit und der Nutzung persönlicher Fähigkeiten und äußerer Ressourcen beeinflusst. Konflikt- und Stresskompetenz begünstigt ein aktiv-lösungsorientiertes Handeln zur Reduktion belastungsbedingter Spannungen durch die Fähigkeit, Gefühle und Bedürfnisse wahrzunehmen, ihnen angemessen Ausdruck zu verleihen und sich emotional zu regulieren.

2.4.5 Resilienz

Aus der Balance von individuellen Risiko- und Schutzfaktoren entsteht Resilienz als Fähigkeit, kognitiven, physischen und psychischen Beanspruchungen standzuhalten. Im engeren Sinne umfasst Resilienz die Gesamtheit aller Anpassungsstrategien einer Person, um auf akute oder chronische Herausforderungen oder Veränderungen äußerer Bedingungen so zu reagieren, dass die psychische Gesundheit keinen Schaden nimmt (Nerdinger, 2019; Richter et al., 2014) und bestehende Ressourcen erhalten oder ausgebaut werden (Anders, 2022; Bengel & Lyssenko, 2012).

Im beruflichen Kontext trägt Resilienz maßgeblich zur psychischen Gesundheit bei (Knispel et al., 2025) und beeinflusst damit auch, ob Belastungen zu gesundheitlichen Beeinträchtigungen und letztlich zu Ausbildungsproblemen führen. Berufliche Resilienz beinhaltet in Gesundheitsfachberufen die Fähigkeit, ein solides Fortbestehen des „gesunden Funktionierens aufrechtzuerhalten und Ressourcen zur Aufrechterhaltung des Wohlbefindens zu nutzen“ (Füreder et al., 2024, S. 692).

Der Grad gezeigter Resilienz kann in Abhängigkeit der situativen und kontextuellen Besonderheiten des Tätigkeitsfelds variieren (Anders et al., 2022; Boeger & Lüdmann, 2022). Übereinstimmung herrscht in der Ansicht, dass sich Resilienz im Umgang mit signifikant belastenden Ereignissen von individuellen Merkmalen im Umgang mit Alltagswidrigkeiten abhebt (Arnold et al., 2023). Allerdings unterliegt die Einschätzung einer (beruflichen) Belastungssituation letztlich der Subjektivität der Betrachter: Belastend ist, was individuell als belastend empfunden wird. Mitunter können Anpassungs- und Kompensationsfähigkeiten in den verschiedenen

Lebensabschnitten unterschiedlich ausgeprägt vorliegen, was u. a. durch kontextuelle Veränderungen beispielsweise im Übergang des Jugendlichen in die Adoleszenz erklärt werden kann (Serafin, 2018).

2.5 Ausbildungszufriedenheit

Das Konstrukt der Ausbildungszufriedenheit ist eng mit der Arbeitszufriedenheit verwoben (Martsch & Thiele, 2017), welche die emotionale Reaktion auf die Arbeit, die Ansichten über die Tätigkeit und motivational-volitionale Aspekte arbeitsbezogenen Verhaltens umfasst (Nerdinger, 2019). Beeinträchtigungen in ausbildungsrelevanten Bereichen wirken sich in der Regel unmittelbar auf diesen sensiblen Bereich aus (Helmke, 2022). Der Grad der Zufriedenheit wird durch die Übereinstimmung individueller Bedürfnisse, Erwartungen und Vorstellungen mit den Merkmalen der Arbeitstätigkeit beeinflusst und kann sich in positiven, negativen oder neutralen Einstellungen widerspiegeln (Kröber & Dick, 2025; Martsch & Thiele, 2017; Nerdinger, 2019). Sie nimmt erheblichen Einfluss auf die Verbundenheit mit dem Beruf (Nägele et al., 2017) und der Ausbildungseinrichtung (Heinrichs et al., 2023). Das subjektive Gefühl von Passung beeinflusst die Bewertung der beruflichen Situation und Erfolgsaussichten bis hin zu Überlegungen hinsichtlich alternativer Ausbildungs- oder Beschäftigungsmöglichkeiten, die diese Verbundenheit ggf. erhöhen könnten (Nägele et al., 2017).

In Abhängigkeit individueller Bewertungen und Gewichtungen subjektiv relevanter Qualitätsmerkmale ergibt sich die Arbeits- bzw. Ausbildungszufriedenheit als Gesamtheit der einzelnen Einschätzungen (Martsch & Thiele, 2017), sodass für eine zuverlässige Einschätzung verschiedene Faktoren zu beachten sind (Nerdinger, 2019). Untersuchungen zufolge ist die Zufriedenheit in der Ausbildung positiv abhängig von der fachlichen Qualität und den strukturellen Rahmenbedingungen (z. B. attraktive Arbeitszeiten und Ausbildungsvergütung), während sich Gefühle von Über- bzw. Unterforderung und insbesondere regelmäßige Überstunden statistisch signifikant negativ auswirken (DGB, 2025).

Kontextfaktoren (z. B. Gehalt, soziale Beziehungen zu Kollegen und Vorgesetzten, konkrete Arbeitsbedingungen und Arbeitsplatzsicherheit), bewirken selbst zwar keine höhere Zufriedenheit, tragen aber zum Abwenden von Unzufriedenheit bei (Nerdinger, 2019). Weit ausschlaggebender für das Erzeugen von Zufriedenheit erweisen sich Kontentfaktoren wie Anerkennung, Arbeitsinhalt, Leistungs- und Erfolgserlebnisse sowie das Gefühl, sich im Beruf weiterentwickeln und entfalten zu können (Nerdinger, 2019) – übertragen auf die Ausbildung also eine lernwirksame sowie pädagogisch zielgerichtete Ausbildungspraxis und ein von ausbildungsbezogener Zuwendung geprägtes Verhalten der Ausbildenden. Auszubildende, die sich von Ihren Ausbildenden ungerecht behandelt fühlen, äußern sich deutlich unzufriedener mit ihrer Ausbildung (DGB, 2025). Ein angespanntes Sozialklima begünstigt Fluktuationsüberlegungen der Beschäftigten (Nerdinger, 2019), was für den Fall der Ausbildung dem Gedanken an einen Wechsel des Ausbildungsbetriebs oder an einen Ausbildungsabbruch entsprechen würde (u. a. Schnitzler et al., 2021). Die Absicht eines Ausbildungsabbruchs kann in Anlehnung an Füreder et al. (2024, S. 693) definiert werden als der von einer Person wahrgenommene Wunsch, die Berufsausbildung in naher Zukunft dauerhaft zu verlassen, der jedoch nicht zwangsläufig in eine tatsächliche vorzeitige Beendigung der Ausbildung umgesetzt wird. Damit wird definitorisch zugleich die Abgrenzung zum Wechsel des Ausbildungsbetriebs bei Fortführung der gewählten Ausbildung (vgl. Uhly, 2015) vorgenommen.

▶ Ausbildungszufriedenheit resultiert aus der subjektiven Passung von individuellen Bedürfnissen, beruflichen Erwartungen und der erlebten Ausbildungsrealität. Anerkennung, Erfolgserleben und eine pädagogisch-förderliche Ausbildungsgestaltung sind wesentliche Zufriedenheitsfaktoren, die einen günstigen Ausbildungsverlauf und eine längerfristige Beschäftigungsabsicht stützen können.

Explorative Annäherung an die Ausbildungsbedingungen aus Sicht der ZFA

3

Mithilfe einer explorativen Online-Umfrage einer kleineren Stichprobe (N = 38) an der berufsbildenden Schule Wissen (RLP) konnten hinsichtlich der vorausgegangenen literaturbasierten Analyse erste vorläufige Tendenzen im Feld von ZFA-Auszubildenden aller drei Ausbildungsjahre im Alter von 15 bis 25 Jahren (Ø 19 Jahre) ergründet werden. Ein umfangreiches Sample von 65 Items zu den Bereichen Berufswahl und Ausbildungsmotivation, Organisation und Qualität der Ausbildung, individuelle Lernvoraussetzungen, physische Belastungen, soziale Beziehungen im Ausbildungskontext, psychosoziale Belastungsfaktoren, Resilienz und emotionale Kompetenz sowie Ausbildungszufriedenheit ermöglichte, mehrheitlich mittels 5-stufiger Likert-Skalen eine große Bandbreite an Perspektiven und Einflussfaktoren zu erfassen und das subjektive Erleben der Ausbildungsrealität sowie möglicherweise protektiver Voraussetzungen und Resilienzfaktoren der Auszubildenden zu ergründen.

3.1 Explorative Befunde

3.1.1 Motivation und Berufsperspektiven

Erste Befragungsergebnisse deuten darauf hin, dass fast die Hälfte der befragten ZFA-Auszubildenden (n = 18) ein einschlägiges Praktikum genutzt hat, um sich über den Beruf zu informieren. Als weitere Informationsquellen wurden Freunde/Bekannte (n = 10), Internet/Social Media (n = 7) und der Kontakt mit einer Zahnarztpraxis (n = 7) sowie Stellenanzeigen (n = 5) benannt, während Informationen

T. Berkefeld, M. Fröhlich, *Grundlagen der Ausbildungsbedingungen bei zahnmedizinischen Fachangestellten*, essentials,
https://doi.org/10.1007/978-3-662-73349-3_3

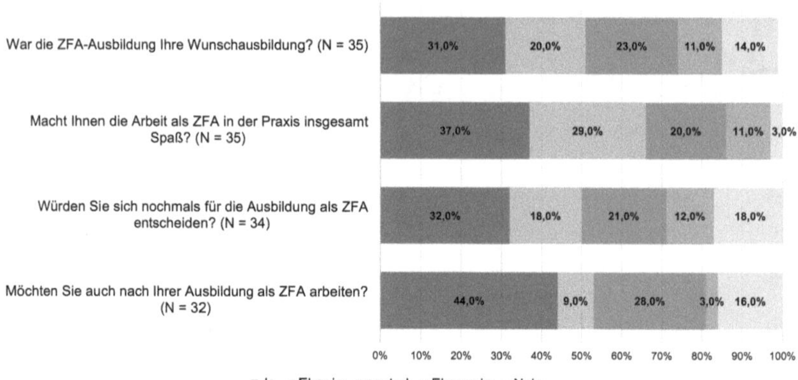

Abb. 3.1 Motivationale und berufsperspektivische Faktoren

der Arbeitsagentur (n = 1) oder der Zahnärztekammer (n = 0) weniger Anteil an der Berufswahl zu haben schienen. Als Beweggrund für die Ausbildung gab ein Großteil der Teilnehmenden dieser Stichprobe ein Interesse am zahnmedizinischen Aufgabenfeld (n = 21), den Kontakt mit Menschen (n = 17) oder den Wunsch, sich persönlich weiterzuentwickeln (n = 15) sowie kranken Menschen helfen zu können (n = 13) an. In den Daten zeigte sich aber auch eine Berufswahl als Notlösung: Zehn von 36 angehenden ZFA (27,8 %) gaben an, den Beruf ergriffen zu haben, weil sie keine konkrete Vorstellung hatten oder weil sie keinen anderen Ausbildungsplatz bekommen haben. Insgesamt legen die in Abb. 3.1 dargestellten Rückmeldungen der befragten ZFA nahe, dass bei gut der Hälfte der Befragten eine solide Motivation für den Beruf bestand. In der Tendenz deutete sich jedoch eine Abnahme der Zustimmungswerte bei Spaß im Beruf, Wiederwahl und Verbleib im zweiten Ausbildungsjahr an. Im 3. Ausbildungsjahr gaben vier von zehn Auszubildenden an, dass sie den Beruf nicht mehr ergreifen würden und sieben Auszubildende standen einem zukünftigen Verbleib im Beruf unentschlossen oder sogar negativ gegenüber.

3.1.2 Ausbildungsorganisation

Fast alle Befragten in der explorativen Umfrage (n = 31) priorisierten einen wertschätzenden und respektvollen Umgang als wichtiges Merkmal der Ausbildung. Dahinter rangierten die Akzeptanz von Fehlern (n = 20) und eine verständliche Anleitung (n = 10). Tendenziell spielte eine gute bis überdurchschnittliche Vergütung in der Ausbildung für die Befragten eine geringere Rolle und ein selbstständiges Arbeiten in der Ausbildung wurde nur von zwei Befragungsteilnehmenden als wesentlich erachtet. In der personellen Betreuung von ZFA-Auszubildenden zeigten sich diverse Organisationsstrukturen. 37,1 % (n = 13) wurden von Zahnarzt und ZFA gemeinsam betreut, 31,4 % (n = 11) hauptsächlich durch ZFA und 14,3 % (n = 5) nannten nur den Zahnarzt als Ansprechpartner. 11,2 % der Befragten (n = 4) wurden von älteren Auszubildenden begleitet und 5,7 % (n = 2) gaben andere Betreuungspersonen an. Dem Vorhandensein fester Ansprechpersonen in der betrieblichen Ausbildung, klarer Zuständigkeiten der Auszubildenden sowie geregelter Pausen- und Arbeitszeiten stimmten die Befragten in der explorativen Umfrage mehrheitlich zu. Auf die Frage, ob geleistete Überstunden explizit durch Freizeit ausgeglichen werden, deuteten sich überraschend zwei Antworttendenzen von „Ja, immer" (33,3 %, n = 10) und „Nein, nie" (46,6 %, n = 14) an, während die mittleren Einschätzungswerte kaum ausgeprägt waren.

Bezüglich einer für die Auszubildenden transparenten Umsetzung des Ausbildungsplans tendierten 60 % der befragten ZFA (n = 18) zu der Einschätzung, dass eine planvolle Ausbildung in der Praxis nur zeitweise, eher nicht oder gar nicht erfolgt. Für 20 % der befragten ZFA-Auszubildenden (n = 7) gehörten regelmäßige ausbildungsfremde Tätigkeiten zu ihrem Arbeitsalltag. 32,4 % der Befragten (n = 11) gaben an, eher nicht oder nie Einblick in zusammenhängende Arbeitsabläufe in der Praxis zu haben. Ein regelmäßiger Einsatz wurde vorwiegend in der Behandlungsassistenz (92,1 %), der Patientenbegleitung und der Praxishygiene (jeweils 73,7 %) bekundet. Tätigkeiten in den kaufmännischen Arbeitsfeldern wurden mit 18,4 % (Verwaltung) bzw. 13,1 % (Leistungsabrechnung) der Nennungen seltener angegeben. Der Abgleich des betrieblichen Einsatzes mit den erfragten Interessen der Auszubildenden deutet auf eine weitgehende Übereinstimmung hin. Für 57,1 % der Befragten (n = 20) entsprach die berufliche Realität ihren Erwartungen. Umgekehrt erlebten 42,9 % der ZFA-Auszubildenden (n = 15) den Beruf anders als ursprünglich angenommen. In der Betrachtung der einzelnen Ausbildungsjahre deutete sich allerdings mit zunehmender Ausbildungszeit eine abnehmende Tendenz der positiven Einschätzungen zur erlebten Ausbildungsrealität an.

3.1.3 Ausbildungsqualität

Aus den vorläufigen Umfrageergebnissen ergaben sich hinsichtlich kompetenzerweiternder Aufgaben und Möglichkeiten selbstständigen Arbeitens tendenziell zustimmende Einschätzungen der ZFA-Auszubildenden. Die Einschätzungen zur fachlichen Vorbereitung durch den Berufsschulunterricht und der Abwechslung in den übertragenen Aufgaben erreichten überwiegend mittlere Werte. Allerdings

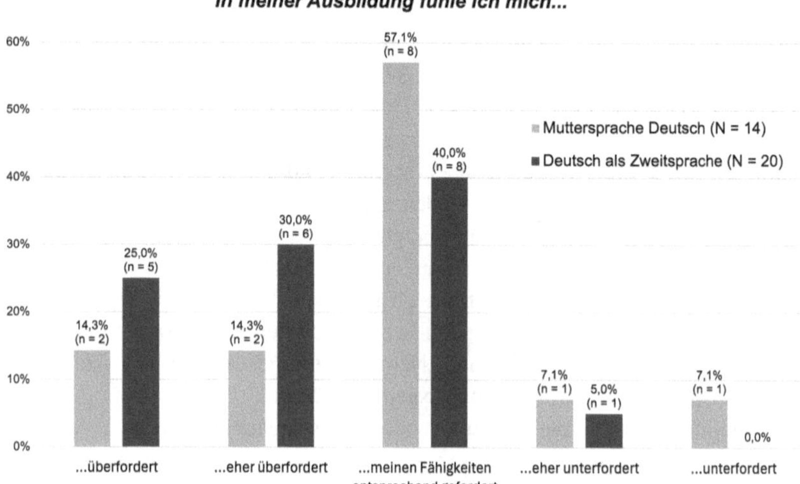

Abb. 3.2 Grad der Passung fachlicher Ausbildungsanforderungen

gaben 57,6 % der Befragten (n = 19) an, in der Praxis häufig oder sogar immer mit Aufgaben betraut zu werden, für die sie noch nicht ausreichend vorbereitet sind. 58,8 % der angehenden ZFA (n = 20) bekundeten, dass sie zumindest manchmal zu wenig Zeit für die sorgfältige Durchführung von Aufgaben haben. Die begrenzten Rückmeldungen ergaben zudem, dass 34,3 % der ZFA-Auszubildenden (n = 12) nach eigenen Angaben kein regelmäßiges Feedback zu ihrem Ausbildungsstand bekommen. Vorbehaltlich der kleinen Stichprobe zeigte die Umfrage, dass 44,1 % der befragten ZFA-Auszubildenden (n = 15) sich (eher) überfordert fühlten, 47,1 % (n = 16) empfanden die Anforderungen als passend und nur drei von 34 Teilnehmenden (8,8 %) fanden die Ausbildung (eher) unterfordernd. Dabei verdichteten sich Hinweise auf eine tendenziell höhere Überforderung bei Auszubildenden mit Deutsch als Zweitsprache (Abb. 3.2).

3.1.4 Lern- und Ausbildungsvoraussetzungen

Die meisten ZFA-Auszubildenden schätzten in der explorativen Befragung ihre Ansprüche an sich selbst als hoch ein (60,6 %, n = 20) und fast die Hälfte machte sich Sorgen um das Bestehen der Ausbildung (48,5 %, n = 16). In den Rückmeldungen zum Verstehen von Anweisungen und der Fähigkeit, sich auf wesentliche Informationen zu fokussieren, deuteten sich ähnliche Beantwortungsmuster bei den Befragten an. Erste Korrelationsanalysen deuteten auf einen möglichen Zusammenhang zwischen Konzentrationsfähigkeit und dem Fokussieren wesentlicher Informationen. 44,4 % der angehenden ZFA (n = 16) sahen sich gut in der Lage, sich auf einzelne Aufgaben zu konzentrieren, 77,7 % (n = 28) arbeiteten nach eigenen Angaben auch eigeninitiativ. 55,9 % der ZFA-Auszubildenden (n = 19) berichteten allerdings über Probleme, während eines 8-Stunden-Tages bei der Sache zu bleiben.

3.1.5 Physische Belastungsmerkmale

In der Exploration verdichteten sich Hinweise auf ungünstige Körperhaltungen während der Behandlungsassistenz als Belastungsfaktor: Nur 35,3 % der angehenden ZFA (n = 12) gaben an, sich so positionieren zu können, dass sie während der Behandlung in einer entspannten Körperposition arbeiten. Knapp über die Hälfte (57,6 %, n = 19) der befragten ZFA-Auszubildenden bekundete eine nur gelegentliche oder gar fehlende Anleitung zum ergonomischen Arbeiten. Belastungen durch Geräusche, Gerüche oder Lichteinflüsse am Arbeitsplatz wurden nur von knapp einem Fünftel der Befragten (n = 6) angegeben. Eine fürsorgliche Achtsamkeit ihrer Ausbildenden bei Tätigkeiten mit Infektions- und Unfallrisiken bekundeten 84,9 % der ZFA-Auszubildenden (n = 28). Zudem wurde einer selbstverantwortlichen Sorge für die eigene Gesundheit und die der Patienten (z. B. durch Einhalten von Hygieneregeln oder ergonomischem Arbeiten) tendenziell uneingeschränkt zugestimmt (MW = 3,79). Gefragt nach ihrer sportlichen Aktivität zum Ausgleich körperlicher Belastungen waren 48,5 % der ZFA-Auszubildenden (n = 16) in der Freizeit mindestens 1 bis 3 h aktiv, während 45,5 % der Auszubildenden (n = 15) angaben, selten oder nie sportlich aktiv zu sein. Insgesamt gaben in der explorativen Untersuchung 63,9 % der Befragten (n = 23) körperliche Beschwerden in den vergangenen vier Wochen an, von denen 87 % (n = 20) diese Beschwerden (v. a. Kopf-, Nacken- und Schulterschmerzen, Rückenschmerzen) im Zusammenhang mit ihrer Arbeit sahen.

3.1.6 Soziale Zusammenarbeit im Kontext der Ausbildung

Tendenziell positiv meldeten die ZFA-Auszubildenden in der Befragung zurück, durch Kolleginnen und Kollegen in ihrer Arbeit unterstützt zu werden, bei Problemen auf eine lösungsoffene Haltung ihrer Ausbildenden zu stoßen und unbefangen

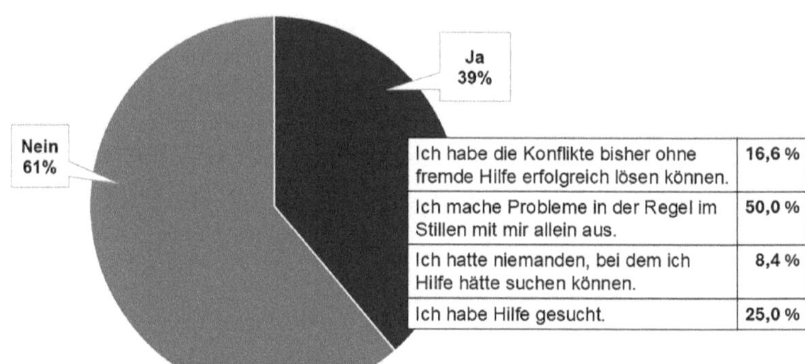

Ich habe die Konflikte bisher ohne fremde Hilfe erfolgreich lösen können.	16,6 %
Ich mache Probleme in der Regel im Stillen mit mir allein aus.	50,0 %
Ich hatte niemanden, bei dem ich Hilfe hätte suchen können.	8,4 %
Ich habe Hilfe gesucht.	25,0 %

Abb. 3.3 Konflikterleben und Bewältigungsstrategien

Fragen stellen zu können. Eine berufstypisch enge Zusammenarbeit mit den Behandlern stellte für ein Drittel der angehenden ZFA zumindest zeitweise eine Belastung dar. Respektvollen Umgang und angemessene Kritik erlebten 45,4 % der Befragten (n = 15) nur manchmal bis gar nicht. Die Antworten auf die Fragen, ob Bedürfnissen und Anliegen geäußert und Gefühle ausgedrückt werden können, zeigten in der vorliegenden Stichprobe tendenziell eine Normalverteilung (MW 2,26 und 2,54). Dennoch berichteten 39 % der angehenden ZFA (n = 12) über bisherige, stark belastende Konflikte mit den ausbildenden Personen, die Hälfte von ihnen gab an, solche Probleme in der Regel mit sich allein auszumachen. Nur drei der 12 Auszubildenden hatten sich aktiv Hilfe gesucht, überwiegend bei ZFA-Mitschülerinnen oder Freunden (Abb. 3.3).

3.1.7 Psychische Belastungsfaktoren

Die Exploration bezüglich psychischer Gefährdungspotenziale (Abb. 3.4) deutete tendenziell auf eine hohe Belastung der ZFA-Auszubildenden durch Multitasking, eine ausbleibende Entspannung auch an Wochenenden, die Angst vor Fehlern und die notwendige Kontrolle eigener Emotionen hin. 71,9 % der Befragten (n = 22) gaben an, bei der Arbeit innerliche Anspannung zu spüren. Bezüglich der Angst

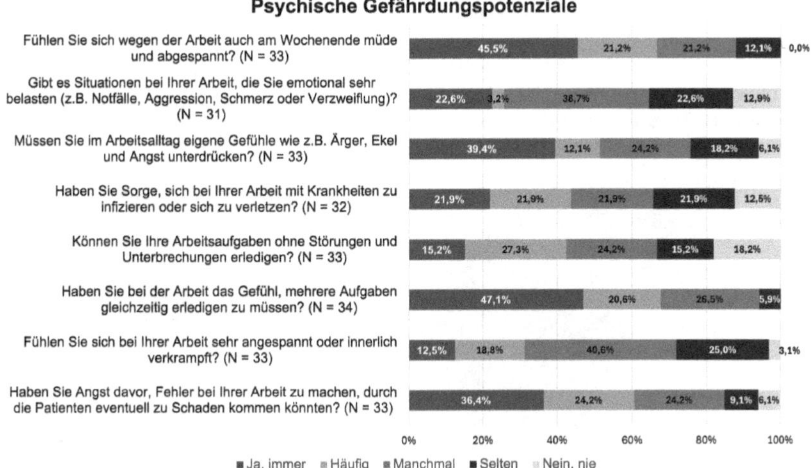

Abb. 3.4 Psychische Gefährdungspotenziale

vor Ansteckung oder Verletzung zeigte sich differenziert nach Ausbildungsjahren eine stete Abnahme der Besorgnis von 53,8 % im 1. Ausbildungsjahr (n = 8) bis nur noch 33,3 % der Auszubildenden (n = 4) im 3. Jahr.

Insgesamt 41,7 % der befragten ZFA-Auszubildenden (n = 15) gaben Anzeichen psychischer bzw. mentaler Belastung in den vergangenen vier Wochen an, von denen 73,3 % (n = 11) die Beschwerden in einem Zusammenhang mit ihrer Arbeitssituation stellten (Abb. 3.5) und Erschöpfung, Schlafstörungen, Nervosität, Lustlosigkeit, Reizbarkeit und Mutlosigkeit als eindeutig zugehörige Merkmale angeben.

3.1.8 Resilienzfaktoren

Bei den Rückmeldungen zu individuellen Fähigkeiten und Ressourcen im Umgang mit psychischen Belastungen deuteten sich vor allem in der Fähigkeit zur emotionalen Selbstregulation und dem Abschalten nach der Arbeit kritische Einschätzungen an (vgl. Abb. 3.6). Angesichts der personenbezogenen Tätigkeit der ZFA war in der Antworttendenz überraschend, dass sich 53,1 % der ZFA-Auszubildenden (n = 17) nur manchmal bis gar nicht in der Lage sahen, offen auf andere Menschen zuzugehen.

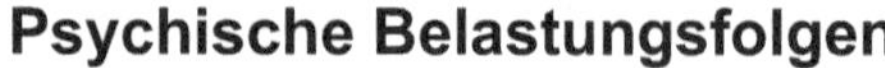

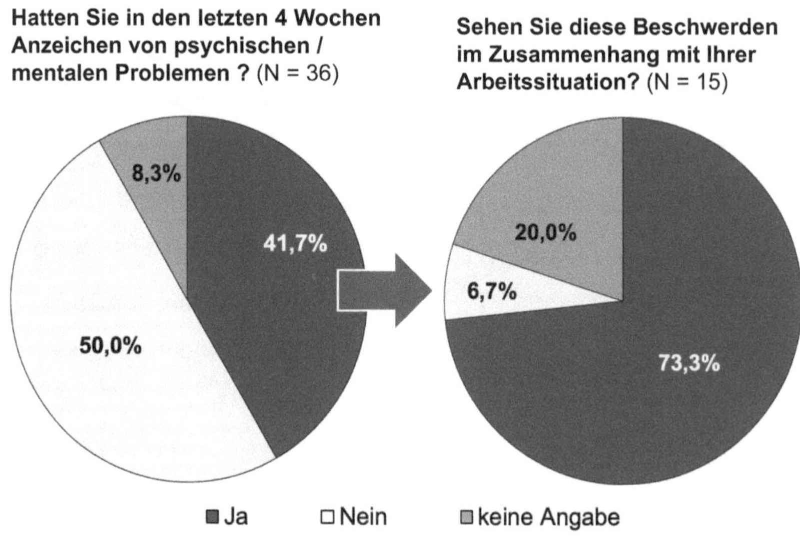

Abb. 3.5 Psychische Belastungsfolgen

3.1.9 Ausbildungszufriedenheit und Abbruchtendenzen

Die explorativ bezüglich der Ausbildungszufriedenheit erhobenen Daten zeigten, dass 55,9 % der ZFA-Auszubildenden der Stichprobe (n = 19) mit ihrer Ausbildung nicht oder nur mit Einschränkungen zufrieden waren. 81,3 % (n = 26) gaben an, schon einmal ernsthaft an einen Abbruch der Ausbildung gedacht zu haben. Eine differenzierte Analyse nach Ausbildungsjahren ergab, dass die Abbruchtendenzen in der Stichprobe im ersten Ausbildungsjahr am ausgeprägtesten waren und nach einem Tiefstand im zweiten Ausbildungsjahr in der Gruppe der ZFA-Oberstufe erneut anstiegen. Bei den angegebenen Gründen deuteten die Antworten vorwiegend in Richtung physischer und psychischer Belastungen, gefolgt von Konflikten mit den Ausbildern und der Belastung durch Überstunden (Abb. 3.7).

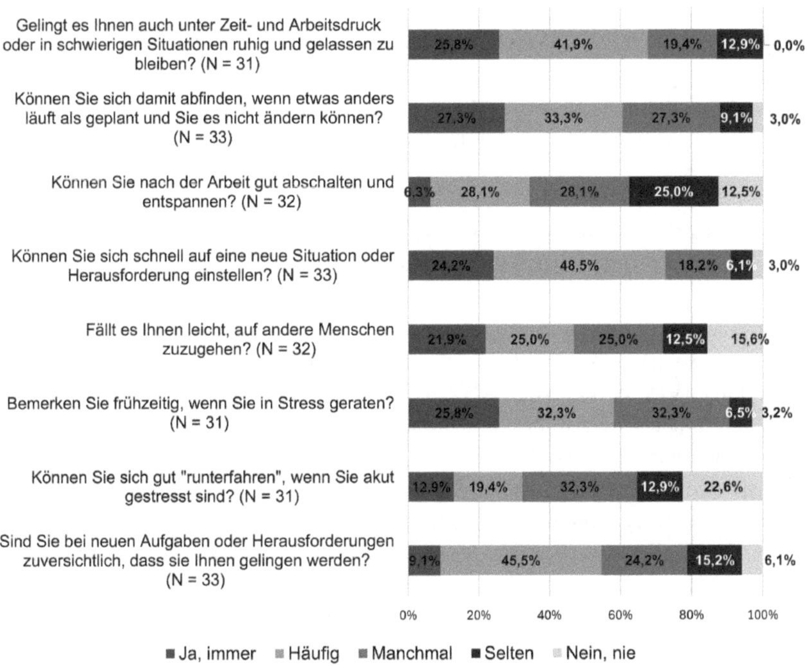

Abb. 3.6 Resilienzfaktoren im Umgang mit Belastungen

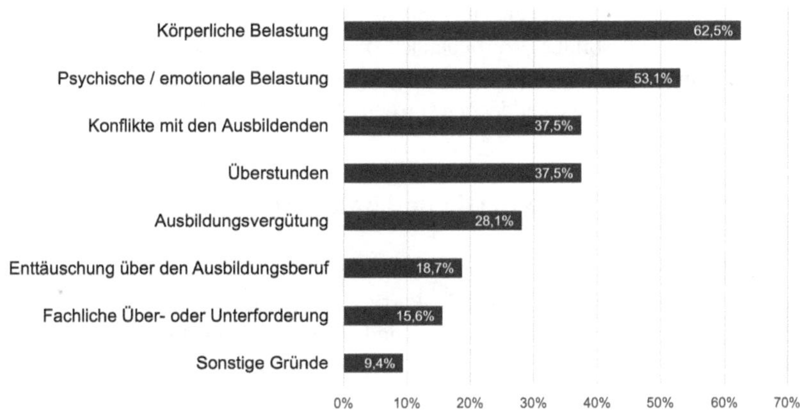

Abb. 3.7 Gründe für Abbruchtendenzen

3.2 Hinweise auf Zusammenhänge

Aus den explorativen Daten konnten erste Hinweise zu möglichen Zusammenhängen zwischen betrieblichen wie auch individuellen Schutz- und Risikofaktoren und der Ausbildungszufriedenheit sowie auf die damit negativ in Verbindung stehenden Abbruchtendenzen gewonnen werden.

3.2.1 Einflüsse auf das Erleben beruflicher Realität und Ausbildungszufriedenheit

Erste Analysen ergaben starke Hinweise darauf, dass ein positives Erleben der Ausbildungswirklichkeit mit motivationalen und berufsperspektivischen Einschätzungen der befragten ZFA (z. B. Wunschberuf, Freude an der Tätigkeit, Vorstellung der Wiederwahl und zukünftigem Verbleib im Beruf) in Zusammenhang steht. Für die Ausprägungen der Lern- und Ausbildungsvoraussetzungen (v. a. Konzentration über einen 8-Stunden-Arbeitstag) zeigten sich in der Datenanalyse vorläufige Wechselbeziehungen zum Erleben beruflicher Realität. Die berufliche Realität von den ZFA-Auszubildenden wurde tendenziell positiv erlebt, wenn zugleich feste Bezugspersonen in der Ausbildung vorhanden waren, geregelte Arbeitszeiten bestanden, planvolle Ausbildung sowie klare Aufgabenzuweisungen wahrgenommen wurden. Beim Fehlen von Überstundenausgleich durch Freizeit zeigte sich ein vorläufig negativer Zusammenhang. Im Zusammenhang der Aufgabenqualität stachen das Erleben von Lernzuwachs und eine abwechslungsreiche Ausbildungsgestaltung sowie eine ausreichende Zeit für das Bearbeiten von Aufgaben als deutliche Einflussgrößen hervor. Ebenfalls deutlich korrelierten in der erhobenen Stichprobe das Erleben beruflicher Realität mit dem Grad der Ausbildungszufriedenheit. Tendenziell fielen das Erleben der Berufsrealität und auch die Ausbildungszufriedenheit besser aus, je positiver die Wertschätzung im Team, der lösungsorientierte Umgang mit Problemen und auch die Kritikkultur gegenüber den Auszubildenden von den ZFA-Auszubildenden erlebt wurden.

3.2.2 Belastungspotenziale und Belastungsfolgen

Hinsichtlich der physischen Belastungsfaktoren legten die Daten eine Beziehung der ergonomischen Körperhaltung, der korrigierenden Hinweise der Ausbildenden zur Förderung ergonomischen Arbeitens und der Gefährdungsfürsorge zur positiven Einschätzung der Berufsrealität und auch der Ausbildungszufriedenheit nahe.

Vorläufige Hinweise gab es auf einen Zusammenhang zwischen dem Auftreten körperlicher Beschwerden und dem aktiv-sportlichen Freizeitverhalten der befragten ZFA-Auszubildenden: Die Gruppe derer, die keine körperlichen Beschwerden in den vergangenen vier Wochen äußerten, war im Vergleich zu den Auszubildenden mit physischen Beeinträchtigungen tendenziell häufiger sportlich aktiv. Das Erleben von Arbeitsunterbrechungen, Belastung in der Zusammenarbeit mit dem Behandler und innerer Anspannung während der Arbeit als psychische Gefährdungspotenziale stand in tendenziell negativer Beziehung zur Ausbildungszufriedenheit. Ferner korrelierte die Anspannung während der Arbeit in der vorläufigen Auswertung deutlich mit dem Auftreten psychischer Beschwerden im Zusammenhang mit der Arbeit. Besonders auffällig war in der kleinen Stichprobe ein sehr hoher Zusammenhang zwischen angegebenen körperlichen und den psychischen Beschwerden in Verbindung zur Arbeitssituation. Unabhängig der Genese standen körperliche und psychische Beschwerden in statistisch negativem Zusammenhang mit dem Erleben der Berufswirklichkeit und der Ausbildungszufriedenheit. Die erhobenen Resilienzfaktoren zeigten in der Stichprobe bezüglich des Aufkommens von körperlichen und psychischen Belastungsfolgen zwar entsprechende Wechselbeziehungen, die aber mit Ausnahme der Werte für Zuversicht und der Resilienz gegenüber Arbeits- und Zeitdruck tendenziell gering ausgeprägt waren.

3.3 Diskussion und Limitation

Die vorliegende Exploration umfasste nur eine kleine Stichprobe angehender ZFA aus einer Berufsbildenden Schule, deren regionales Einzugsgebiet eher ländlich geprägt ist. Den Befragungsergebnissen kann daher nur ein vorläufig orientierender Charakter beigemessen werden, sodass für eine belastbare Datenbasis größere Studien mit höheren Fallzahlen und annähernd repräsentativen Bedingungen auch bezüglich der regionalen Einzugsgebiete der Ausbildungspraxen notwendig sind. Zudem konnten Stimmen von bereits vorzeitig ausgeschiedenen ZFA-Auszubildenden nicht erhoben werden, was aber maßgeblich für das Gesamtbild der Einschätzungen zu den erlebten Ausbildungsbedingungen beitragen könnte. Qualitative Interviews mit den Betroffenen könnten zu den sich andeutenden Zusammenhängen einzelner Variablen mögliche Kausalitäten offenlegen. Letztlich können subjektive Einschätzungen nur aus der Perspektive der Auszubildenden zu Verzerrungen führen. Für einen Gesamteindruck der Ausbildungssituation wäre eine 360-Grad-Studie unter Einbezug der betrieblichen und berufsschulischen Ausbildenden notwendig, um Differenzwahrnehmungen zu identifizieren. Um darüber hinaus der hohen Komplexität der situativen Variablen und Einflussfaktoren gerecht zu werden, würden sich fallbezogene Einzelbetrachtungen für einzelne Ausbildungsverhältnisse lohnen.

Die Ergebnisse in der explorativen Annäherung an die Ausbildungsbedingungen wiesen überwiegend positive Rückmeldungen der ZFA zu den vorgefundenen sozialen Beziehungen im Kontext der Ausbildung auf. Unter dem Eindruck, dass die angehenden ZFA die Begleitung und Wertschätzung als für sie wesentliche Merkmale guter Ausbildungsbedingungen angaben, deutet sich darin eine wertvolle Ressource für günstige Ausbildungsverläufe trotz vielleicht nicht immer idealtypischer Rahmenbedingungen an. Denn hinsichtlich der organisatorischen Ausbildungsbedingungen und der fachlichen Ausbildung zeigten die Antworthäufigkeiten im Durchschnitt noch Entwicklungspotenzial. Eine fallbezogene Ergebnisanalyse ergab aber Hinweise, dass ein Teil der Auszubildenden die Bedingungen in ihren Praxen fast durchgängig, über alle Items, als zufriedenstellend einschätzte, während dies bei einem anderen Teil der Befragten fast ausnahmslos nicht der Fall war. Grund dafür könnten Unterschiede in den berufspädagogischen Wertvorstellungen sein, die in aller Regel auf jahrelanger Ausbildungserfahrung beruhen und aufgrund ihrer bisherigen Funktionalität fortbestehen. Andererseits könnte die vorhandene Personaldecke in den unterschiedlich großen Ausbildungseinrichtungen eine Rolle spielen.

Die Einschätzungswerte der angehenden ZFA zu ihren Ausbildungsvoraussetzungen fielen in der explorativen Untersuchung fast durchgängig sehr positiv aus, was angesichts der Antworthäufigkeiten bezüglich des Überforderungserlebens in der fachlichen Ausbildung überraschend ist. Grund dafür könnte eine mitunter entwicklungsbedürftige Fähigkeit zur realistischen Selbsteinschätzung sein, die im Abgleich von Selbst- und Fremdeinschätzung mit begleitenden Feedback-Gesprächen ausgebaut werden könnte. Dass sich angehende ZFA mit sprachlichen Herausforderungen (Deutsch als Zweitsprache) in der explorativen Untersuchung tendenziell häufiger fachlich überfordert fühlten, unterstreicht die hohe Bedeutung kommunikativer Kompetenzen in der ZFA-Ausbildung sowohl, was das Verstehen von Anweisungen als auch was die Kommunikation im Team und mit den Patienten betrifft. Um die große und mit Blick auf die zukünftige Fachkräfteversorgung wichtige Gruppe nicht muttersprachlich deutschsprechender ZFA-Auszubildenden in einem erfolgreichen Ausbildungsverlauf zu unterstützen, könnten spezifische Förderbedarfe eruiert und gezielte Maßnahmen zur Sprachförderung vor der Ausbildung und ausbildungsbegleitend gewinnbringend sein.

Die von den befragten ZFA mehrheitlich geäußerten psychischen Belastungen im Arbeitsaufkommen und der emotionalen Beanspruchung könnten die ergründeten Einschränkungen in der körperlichen und mentalen Gesundheit der Auszubildenden erklären. Das gemeinsame Auftreten von körperlichen und mentalen

Belastungsfolgen könnte darauf schließen lassen, dass sich die Beschwerden gegenseitig bedingen oder diesbezüglich eine generelle Vulnerabilität der Auszubildenden dieser Stichprobe besteht. Da die Beschwerden über die Ausbildungsjahre zusammen mit den Werten für ungünstige Berufsaussichten, unerwartete Berufsrealität und den Abbruchtendenzen mit der Begründung physischer und psychischer Überlastung tendenziell zunahmen, erscheint ein Zusammenhang mit Kumulationseffekten der Belastungen bis hin zur körperlichen und mentalen Erschöpfung im Verlauf der Ausbildung plausibel.

Andererseits könnten die hohen Zustimmungswerte für die Verantwortungsübernahme für das Wohl der Patienten bei gleichzeitig geringer Bereitschaft, sich für die eigene Gesundheit einzusetzen, Hinweise auf ein mitunter problematisches Rollenparadigma der ZFA geben. Wenn berufliche Belastbarkeit überwiegend als ein Funktionieren im Dienst der Patienten begriffen wird, könnte die Gefahr bestehen, dass der dafür vorauszusetzenden Gesundheitsförderung der Mitarbeitenden wie in der Exploration erfahren wenig Beachtung geschenkt wird. Didaktische Konzepte zur edukativen wie alltagspraktischen Gesundheitsprävention in der Ausbildung angehender ZFA könnte hier einen Beitrag zur nachhaltigen Ausbildungsförderung bieten.

4 Integratives Erklärungsmodell und Fazit

Die dargestellten theoretischen Grundlagen und die explorativen Ergebnisse zur Einschätzung der Ausbildungsbedingungen sowie den Bewältigungsstrategien aus Sicht von ZFA-Auszubildenden können in ein Modell zusammengeführt werden, das konzeptionell das Spannungsfeld von motivationalen Einflussfaktoren, Schutz- und Risikofaktoren der Ausbildungsrahmenbedingungen sowie individuellen Resilienzfaktoren aufgreift und die Genese möglicher Ausbildungsabbrüche prozesshaft beschreibt (Abb. 4.1). Die vertikale Ebene des Modells skizziert den Verlauf der Ausbildung. Ausgangspunkt ist dabei nach der Berufswahlinformation die Ausprägung individueller Motive und Erwartungen hinsichtlich der Ausbildung. Mit Eintritt in die Ausbildung werden diese Motivlagen mit der positiv oder negativ erlebten beruflichen Realität sowie den darin empfundenen kognitiven, physischen und psychischen Belastungen abgeglichen. Horizontal wirken betriebliche Rahmenbedingungen auf die erlebte Berufswirklichkeit ein, die ihrerseits als Schutzfaktoren gegebene berufsimmanenten Anforderungen positiv moderieren, oder sie im ungünstigen Fall durch ungünstige Arbeitsbedingungen als Risikofaktoren verstärken oder sogar erst hervorrufen können. Individuelle Fähigkeiten sowie Risikofaktoren moderieren die objektiven Belastungsmomente wie auch das subjektive Belastbarkeitserleben. Das Vorhandensein individueller Dispositionen und erworbener Kompetenzen ist für die Belastbarkeit der Auszubildenden im Sinne einer Resilienz gegenüber beruflichen Herausforderungen von zentraler Bedeutung. Über das Erleben von Belastbarkeit im Umgang mit den Rahmenbedingungen und den Belastungsfaktoren der Ausbildungsrealität wird schließlich

T. Berkefeld, M. Fröhlich, *Grundlagen der Ausbildungsbedingungen bei zahnmedizinischen Fachangestellten*, essentials,
https://doi.org/10.1007/978-3-662-73349-3_4

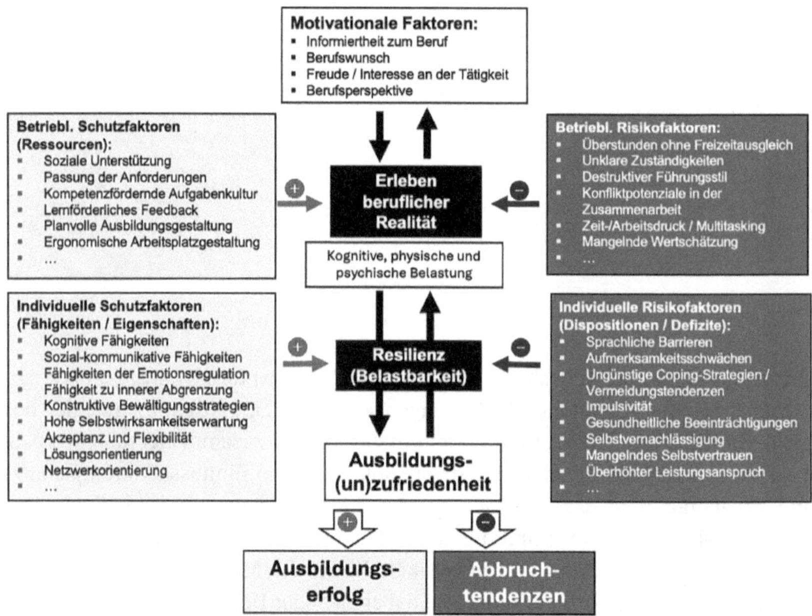

Abb. 4.1 Erklärungsmodell zur Genese von Ausbildungsverläufen

der Grad von Ausbildungszufriedenheit beeinflusst und es kommt ggf. zu einer Neubewertung der Ausbildungsentscheidung, wobei die einzelnen Wahrnehmungs- und Erlebensinstanzen in gegenseitiger Wechselbeziehung stehen.

Ein erfolgreicher Ausbildungsverlauf wird von einem komplexen Zusammenspiel individueller und motivationaler Faktoren sowie Resilienz bestimmender Eigenschaften seitens der Auszubildenden, und andererseits maßgeblich durch betriebliche Rahmenbedingungen bestimmt. Der Grad der Zufriedenheit in der Ausbildung und im späteren Beruf wird dabei wesentlich von der Übereinstimmung zwischen persönlichen Erwartungen und der tatsächlichen Ausbildungspraxis beeinflusst.

Trotz gegebener Limitationen der explorativen Untersuchung zu Ausbildungsbedingungen aus der Sicht angehender zahnmedizinischer Fachangestellten deuteten sich erste Anhaltspunkte für Auswirkungen einzelner Bedingungsfaktoren in der Ausbildung an, die auf betrieblicher Seite insbesondere die protektiven Einflüsse klarer Organisationsstrukturen, kompetenzfördernder Aufgabenkultur in Passung zum Leistungsvermögen der Auszubildenden und sozialer Unterstützung fokussieren. Da idealtypische betriebliche Rahmenbedingungen selbst bei bestem

Willen und vorausschauender Planung in den zahnärztlichen Einrichtungen nicht immer zu gewährleisten sind, spricht vieles dafür, die Fähigkeiten zur Selbstregulation und der personalen Ressourcen der ZFA-Auszubildenden gezielt zu fördern, um den Umgang mit unvermeidlichen berufstypischen kognitiven, körperlichen und psychischen Herausforderungen zu entlasten und sie zugleich in ihrer Mitverantwortung für die Erhaltung ihrer Gesundheit in der Ausbildung zu bestärken. Das vorgestellte Erklärungsmodell zur Genese von Ausbildungsverläufen bei ZFA versteht sich dabei als ein unterstützendes Instrument, um bereits im Vorfeld ungünstige Rahmenbedingungen und belastungsassoziierte Einflüsse, aber auch protektive Faktoren auf beiden Seiten systematisch zu identifizieren.

Für die weitere Forschung könnte es lohnend sein, für einzelne Inputvariablen deren Effektgrößen und den positiven Outcome einer Ausbildung empirisch zu belegen, um eine solide Argumentationsbasis für Anpassungen der betrieblichen Ausbildungskultur zu schaffen und angesichts knapper werdender personeller und organisatorischer Ressourcen die Bemühungen auf wesentliche Maßnahmen mit hohem Wirkungsgrad zu konzentrieren. Mehrperspektivische, qualitative Untersuchungen könnten helfen, mögliche Kausalitäten der sich andeutenden Zusammenhänge einzelner Variablen offenlegen und mögliche Prädikatoren für den erfolgreichen Verlauf einer Ausbildung zu ergründen.

Auf diese Weise könnte die Grundlage für eine kompetenzfördernde und zugleich resilienzfördernde Ausbildung sowie eine nachhaltige Fachkräftesicherung in der zahnmedizinischen Versorgung geschaffen werden.

Was Sie aus diesem *essential* mitnehmen können

- Impulse für die Gestaltung lernförderlicher Ausbildungsbedingungen
- Einen Bezugsrahmen zur systematischen Analyse von Einflüssen auf Ausbildungsverläufe
- Anknüpfungspunkte für die Entwicklung von Strategien zur Stabilisierung von Ausbildungsverhältnissen
- Anregungen für weitere Forschungen

T. Berkefeld, M. Fröhlich, *Grundlagen der Ausbildungsbedingungen bei zahnmedizinischen Fachangestellten*, essentials,
https://doi.org/10.1007/978-3-662-73349-3

Literatur

Alotaibi, S., Deligianni, E., Riley, P., & Glenny, A.-M. (2025). Prevalence and incidence of stress among UK dental students: a systematic review and meta-analysis. *International Dental Journal, 75*(3), 2314–2322. https://doi.org/10.1016/j.identj.2024.11.019

Anders, Y., Hannover, B., Jungbauer-Gans, M., Köller, O., Lenzen, D., McElvany, N., Seidel, T., Tippelt, R., Wilbers, K., & Wößmann, L. (2022). Bildung und Resilienz. Gutachten. Münster: Waxmann. https://doi.org/10.25656/01:24607

Arnold, M., Schilbach, M., & Rigotti, T. (2023). Paradigmen der psychologischen Resilienzforschung: Eine kleine Inventur und ein Ausblick. *Psychologische Rundschau, 74*(3), 154–165. https://doi.org/10.1026/0033-3042/a000627

Baethge, A., Rigotti, T., & Freude, G. (2019). *Arbeitsunterbrechungen und Multitasking täglich meistern* (2. Aufl.). Dortmund: Bundesanstalt für Arbeitsschutz und Arbeitsmedizin (BAuA). https://doi.org/10.21934/baua:praxis20170914

Base, D. (2023). *Betriebliche Gesundheitsförderung in der Zahnarztpraxis*. Dentalbase – Knowhow für die Zahnarztpraxis. https://www.dentalbase.de/personal/betriebliche-gesundheitsfoerderung-in-der-zahnarztpraxis/. Zugegriffen: 09. April 2026.

Basudan, S., Binanzan, N., & Alhassan, A. (2017). Depression, anxiety and stress in dental students. *International Journal of Medical Education, 8*, 179–186. https://doi.org/10.5116/ijme.5910.b961

Becker, J. H. (2018). Konflikte. In J. H. Becker, H. Ebert & S. Pastoors, *Praxishandbuch berufliche Schlüsselkompetenzen* (S. 173–181). Berlin, Heidelberg: Springer. https://doi.org/10.1007/978-3-662-54925-4_19

Becker, J. H., & Pastoors, S. (2018). Sozial-kommunikative Kompetenzen. In J. H. Becker, H. Ebert & S. Pastoors, *Praxishandbuch berufliche Schlüsselkompetenzen* (S. 51–58). Berlin, Heidelberg: Springer. https://doi.org/10.1007/978-3-662-54925-4_7

Becker, M. H. (1974). The Health Belief Model and Personal Health Behavior. *Health Education Monographs, 2*, 324–508. https://doi.org/10.1177/109019817400200407

T. Berkefeld, M. Fröhlich, *Grundlagen der Ausbildungsbedingungen bei zahnmedizinischen Fachangestellten*, essentials,
https://doi.org/10.1007/978-3-662-73349-3

Bengel, J., & Lyssenko, L. (2012). *Resilienz und psychologische Schutzfaktoren im Erwachsenenalter: Stand der Forschung zu psychologischen Schutzfaktoren von Gesundheit im Erwachsenenalter* (Aufl. 1.3.05.12). Köln: Bundeszentrale für Gesundheitliche Aufklärung (BZgA). https://doi.org/10.4126/38m-005111600

Berkefeld, T., Simon, S., & Fröhlich, M. (2025a). Ausbildungsabbrüche bei medizinischen und zahnmedizinischen Fachangestellten: Einflüsse institutioneller und struktureller Rahmenbedingungen. *Prävention und Gesundheitsförderung*. https://doi.org/10.1007/s11553-025-01259-8

Berkefeld, T., Simon, S., & Fröhlich, M. (2025b). Ausbildungsabbrüche bei medizinischen und zahnmedizinischen Fachangestellten: Individuelle und belastungsassoziierte Einflüsse. *Prävention und Gesundheitsförderung*. https://doi.org/10.1007/s11553-025-01258-9

Boeger, A., & Lüdmann, M. (2022). *Psychologie für die Gesundheitswissenschaften*. Berlin, Heidelberg: Springer. https://doi.org/10.1007/978-3-662-63622-0

Boekaerts, M. (1999). Self-regulated learning: Where we are today. *International Journal of Educational Research, 31*(6), 445–457. https://doi.org/10.1016/S0883-0355(99)00014-2

Böhn, S., & Deutscher, V. (2022). Dropout from initial vocational training – A meta-synthesis of reasons from the apprentice's point of view. *Educational Research Review, 35*, 100414. https://doi.org/10.1016/j.edurev.2021.100414

Bundesagentur für Arbeit (Hrsg.). (2009). Nationaler Pakt für Ausbildung und Fachkräftenachwuchs in Deutschland. Kriterienkatalog zur Ausbildungsreife. https://www.lbb-bayern.de/fileadmin/bildung/200903-Kriterienkatalog-fuer-Ausbildungsreife.pdf. Zugegriffen: 09.April 2026.

Bundesagentur für Arbeit. (2024). Statistik. Engpassanalyse. https://statistik.arbeitsagentur.de/DE/Navigation/Statistiken/Interaktive-Statistiken/Fachkraeftebedarf/Engpassanalyse-Nav.html. Zugegriffen: 09. April 2026.

Bundesagentur für Arbeit. (o. J.). Zahnmedizinische/r Fachangestellte/r – BERUFENET. https://web.arbeitsagentur.de/berufenet/beruf/14704#zugangAnforderungen_fachlicheAnforderungen_zugangZurTaetigkeit. Zugegriffen: 09. April 2026.

Bundesinstitut für Berufsbildung. (2025). Datenreport zum Berufsbildungsbericht 2025. Informationen und Analysen zur Entwicklung der beruflichen Bildung. https://www.bibb.de/datenreport/de/189191.php. Zugegriffen: 09. April 2026.

Datenbank Auszubildende des Bundesinstituts für Berufsbildung (BIBB) auf Basis der Daten der Berufsbildungsstatistik der statistischen Ämter des Bundes und der Länder. (2025). DAZUBI Datenblatt: Zahnmedizinische/-r Fachangestellte/-r (81112). Erhebung zum 31. Dezember 2024. https://www.bibb.de/dienst/dazubi/dazubi/datasheet/download/30-81102820.pdf. Zugegriffen: 09. April 2026.

Deuer, E. (2015). Ausbildungsabbrüche – Ursachen, Folgen und Handlungsfelder. In T. Brüggemann & E. Deuer, *Berufsorientierung aus Unternehmenssicht: Fachkräfterekrutierung am Übergang Schule - Beruf* (S. 103–113). Bielefeld: Bertelsmann. https://doi.org/10.3278/6004458w103

DGB-Bundesvorstand, Abteilung Jugend und Jugendpolitik (Hrsg.). (2024). Ausbildungsreport 2024. https://www.dgb.de/fileadmin/download_center/Studien/DGB-Jugend-Ausbildungsreport_2024.pdf. Zugegriffen: 09. April 2026.

DGB-Bundesvorstand, Abteilung Jugend und Jugendpolitik (Hrsg.). (2025). Ausbildungsreport 2025. https://www.dgb.de/fileadmin/download_center/Studien/ausbildungsreport2025_mid.pdf. Zugegriffen: 09. April 2026.

Eberhard, V. (2018). *Was ist eigentlich „Ausbildungsreife"?* Bonn: Bundeszentrale für politische Bildung (bpb). https://www.bpb.de/themen/bildung/dossier-bildung/279966/was-ist-eigentlich-ausbildungsreife/. Zugegriffen: 09. April 2026.

Fröhlich-Gildhoff, K., & Rönnau-Böse, M. (2021). Resilienz und Resilienzförderung im Jugendalter (Adoleszenz). In K. Fröhlich-Gildhoff & M. Rönnau-Böse (Hrsg.), *Menschen stärken* (S. 175–184). Wiesbaden: Springer Fachmedien. https://doi.org/10.1007/978-3-658-32259-5_8

Füreder, N., Herber, G., & Stadlmayr, E. (2024). Soll ich bleiben oder soll ich gehen? Resilienz, Kündigungsabsicht und Arbeitszufriedenheit von Krankenpflegefachkräften auf Intensivstationen. *Das Gesundheitswesen, 86*(11), 691–704. https://doi.org/10.1055/a-2389-8453

Gebhardt, A., Martínez Zaugg, Y., & Metzger, C. (2014). Motivationale, emotionale und selbstwirksamkeitsbezogene Dispositionen von Auszubildenden und deren Wahrnehmung der Lernumgebung und Lernbegleitung im betrieblichen Teil der beruflichen Grundbildung. *Berufs- und Wirtschaftspädagogik – online, 26*, 1–23. https://www.bwpat.de/ausgabe26/gebhardt_etal_bwpat26.pdf. Zugegriffen: 09. April 2026.

Gebhardt, A., & Quach, H. S. (2020). Welchen Herausforderungen begegnen Auszubildende im Berufs- und Privatleben? *Berufs- und Wirtschaftspädagogik – online, 38*. https://www.bwpat.de/ausgabe38/gebhardt_quach_bwpat38.pdf. Zugegriffen: 09. April 2026.

Genkova, P., & Gassel, G. (2024). Die Auswirkungen von Feedback auf Lernbereitschaft und Wechseltendenz von Arbeitnehmern und Studierenden. Gruppe. Interaktion. Organisation. *Zeitschrift für Angewandte Organisationspsychologie (GIO), 55*(1), 89–102. https://doi.org/10.1007/s11612-024-00722-y

Ghasemi, T., Khazaei, A. H., Irandegani, E., & Amirpour Haradasht, S. (2024). Evaluation of stress in the dental environment and its association with educational self-efficacy in dental students. *Research and Development in Medical Education, 13*, 22. https://doi.org/10.34172/rdme.33234

Gruber, H., & Stamouli, E. (2020). Intelligenz und Vorwissen. In E. Wild & J. Möller (Hrsg.), *Pädagogische Psychologie* (3., vollständig überarb. und aktualisierte Aufl., S. 25–44). Berlin, Heidelberg: Springer.

Gugel, A.-M., Knausdorf, K., Kunz, T. (2023). *Experimentelle Untersuchung der Auswirkung von Zeitdruck auf die kognitive Leistung unter der Berücksichtigung von kardiovaskulären Parametern*. Essen: MA Akademie Verlags- und Druckgesellschaft mbH.

Hattie, J. (2021). *Lernen sichtbar machen für Lehrpersonen* (W. Beywl & K. Zierer, Hrsg., 5. unveränderte Auflage, überarbeitete deutschsprachige Ausgabe). Hohengehren: Schneider.

Hayes, M. J., Smith, D. R., & Taylor, J. A. (2014). Musculoskeletal disorders in a 3 year longitudinal cohort of dental hygiene students. *Journal of Dental Hygiene, 88*(1), 36–41. PMID: 24563051.

Hayes, M., Cockrell, D., & Smith, D. (2009). A systematic review of musculoskeletal disorders among dental professionals. *International Journal of Dental Hygiene, 7*(3), 159–165. https://doi.org/10.1111/j.1601-5037.2009.00395.x

Heckhausen, H. (1977). Motivation: Kognitionspsychologische Aufspaltung eines summarischen Konstrukts. *Psychologische Rundschau, 28*(3), 175–189.

Heinemann, L., Maurer, A., & Rauner, F. (2009). *Engagement und Ausbildungsorganisation – Einstellungen Bremerhavener Auszubildender zu ihrem Beruf und ihrer Ausbildung*. Eine Studie im Auftrag der Industrie- und Handelskammer Bremerhaven. https://doi.org/10.13140/RG.2.1.4514.6962

Heinrichs, K., Wuttke, E., & Stock, M. (2023). Identifikation mit dem Beruf und mit den Lernorten Betrieb und Berufsschule – Ein Vergleich zwischen Auszubildenden aus Deutschland und Österreich. *Berufs- und Wirtschaftspädagogik – online*, Profil 8: Netzwerke – Strukturen von Wissen, Akteuren und Prozessen in der beruflichen Bildung Teil 4: Berufswahl, berufliche Identifikation, Resilienz und Vernetzung in der Berufsbildung(sforschung) Hrsg. v. M. Hommel, C. Aprea & K. Heinrichs. https://www.bwpat.de/profil8_fuerstenau/heinrichs_etal_profil8.pdf. Zugegriffen: 09. April 2026.

Heintz, B. (2016). Ausbildungsreife – Worauf es beim Einstieg in die Ausbildung ankommt. In C. Henry-Huthmacher & E. Hoffmann (Hrsg.), *Ausbildungsreife Studierfähigkeit* (S. 18–24). Sankt Augustin, Berlin: Konrad-Adenauer-Stiftung.

Helmke, A. (2022). *Unterrichtsqualität und Professionalisierung: Diagnostik von Lehr-Lern-Prozessen und evidenzbasierte Unterrichtsentwicklung* (1. Aufl.). Seelze: Klett Kallmeyer.

Hirschi, A., & Baumeler, F. (2020). Berufswahltheorien – Entwicklung und Stand der Diskussion. In T. Brüggemann & S. Rahn (Hrsg.), *Berufsorientierung: Ein Lehr- und Arbeitsbuch* (2., überarbeitete und erweiterte Auflage, S. 31–42). Münster: Waxmann. https://doi.org/10.36198/9783838552491

Hollstein, T. (2019). Sport als Prävention. Fakten und Zahlen für das individuelle Maß an Bewegung. *Deutsches Ärzteblatt, 116* (Heft 35–36), 1544–1548.

Holzgreve, F., Weis, T., Germann, U., & Wanke, E. M. (2022). Gesundheitliche Risikofaktoren der Berufsbilder Zahnarzt/Zahnärztin und Zahnmedizinische Fachangestellte. *Zentralblatt für Arbeitsmedizin, Arbeitsschutz und Ergonomie, 72*(4), 183–189. https://doi.org/10.1007/s40664-022-00463-z

Jordan, S. (2023). Gesundheitskompetenz/Health Literacy. In Bundeszentrale für gesundheitliche Aufklärung (BZgA) (Hrsg.). *Leitbegriffe der Gesundheitsförderung und Prävention. Glossar zu Konzepten, Strategien und Methoden.* https://doi.org/10.17623/BZGA:Q4-i065-3.0

Knispel, J., Slavchova, V., Brenner, J., & Arling, V. (2025). Die Relevanz der beruflichen Resilienz für die mentale Gesundheit und Arbeitszufriedenheit von Beschäftigten. *Arbeitsmedizin Sozialmedizin Umweltmedizin, 2*, 98–107. https://doi.org/10.17147/asu-1-417844

Konrad, K. (2024). *Selbstgesteuertes Lernen neu denken: Mit neuen Konzepten von der Lehrersteuerung zum Schülerhandeln.* Weinheim: Beltz Juventa. https://doi.org/10.3262/978-3-7799-7903-6.

Kopp, B., & Mandl, H. (2011). *Selbstgesteuertes Lernen* (1. Aufl.). Weinheim: Beltz Juventa. https://doi.org/10.3262/EEO09110162

Krewerth, A., Eberhard, V., & Gei, J. (2008). Befragung „Merkmale guter Ausbildungspraxis" – Ergebnisse des BIBB-Expertenmonitors. Bonn: Bundesinstitut für Berufsbildung.

Kröber, C., & Dick, M. (2025). Entwicklung und Erprobung eines Fragebogens zur Erfassung von Arbeitstätigkeitsmerkmalen und Arbeitszufriedenheit von Zahnmedizinischen Fachangestellten („FArM-ZFA"). *Zeitschrift für Arbeitswissenschaft, 79*(1), 87–104. https://doi.org/10.1007/s41449-024-00457-y

Lampert, B., Hornung, S., & Glaser, J. (2021). Detached Concern und Wohlbefinden: Berufliche Selbstwirksamkeit und Sinnerfüllung als vermittelnde psychische Ressourcen. *Prävention und Gesundheitsförderung, 16*(3), 179–187. https://doi.org/10.1007/s11553-021-00864-7

Lange, Silke. (2020). Vorzeitige Vertragslösungen aus der Perspektive der Auszubildenden – ein Vorschlag für einen subjektorientierten Erklärungsansatz. In E. Wittmann, D. Frommberger & U. Weyland (Hrsg.), *Jahrbuch der berufs- und wirtschaftspädagogischen Forschung 2020* (S. 97-111). Opladen, Berlin, Toronto: Budrich. https://doi.org/10.25656/01:20657

Lietz, J., Ulusoy, N., & Nienhaus, A. (2020). Prevention of musculoskeletal diseases and pain among dental professionals through ergonomic interventions: a systematic literature review. *International Journal of Environmental Research and Public Health, 17*(10), 3482. https://doi.org/10.3390/ijerph17103482

Ludwig, O., Kelm, J., & Fröhlich, M. (2017). Effekte einer sportlichen Intervention auf die Haltungsentwicklung vom Jugend- zum Erwachsenenalter. *Sports Orthopaedics and Traumatology, 33*(1), 65–72. https://doi.org/10.1016/j.orthtr.2016.10.008

Mambrey, V., Li, J., & Loerbroks, A. (2024). Working conditions predict turnover among medical assistants. A prospective cohort study. *Deutsches Ärzteblatt International, 121*, 340–341.

Martsch, M., & Thiele, P. (2017). Ausbildungszufriedenheit und Vertragsauflösungen als regionaler Spiegel betrieblicher Ausbildungsqualität. *Berufs- und Wirtschaftspädagogik–online, 32*, 1–35. http://www.bwpat.de/ausgabe32/martsch_thiele_bwpat32.pdf. Zugegriffen: 09. April 2026.

Mergenthal, K., & Güthlin, C. (2021). Einflussgrößen auf die Arbeitszufriedenheit von Medizinischen Fachangestellten. *Zeitschrift für Evidenz, Fortbildung und Qualität im Gesundheitswesen, 167*, 78–85. https://doi.org/10.1016/j.zefq.2021.09.006

Metzger, C. (2008). *Wie lerne ich? Eine Anleitung zum erfolgreichen Lernen für Mittelschulen und Berufsschulen. Handbuch für Lehrkräfte* (7., unveränderte Aufl.). CH-Aarau: Sauerländer.

Mischler, T. (2014). Abbruch oder Neuorientierung? Vorzeitige Lösung von Ausbildungsverträgen im Handwerk. *BWP, 43* (2014) 1, 44-48. https://www.bwp-zeitschrift.de/dienst/publikationen/de/7202. Zugegriffen: 09. April 2026.

Nägele, C., Frey, S., & Neuenschwander, M. P. (2017). Passung zum Beruf und die Wahl einer Aus- oder Weiterbildung. In M. P. Neuenschwander & C. Nägele (Hrsg.), *Bildungsverläufe von der Einschulung bis in den ersten Arbeitsmarkt* (S. 181–198). Wiesbaden: Springer Fachmedien. https://doi.org/10.1007/978-3-658-16981-7_10

Nerdinger, F. W. (2019). Arbeitsmotivation und Arbeitszufriedenheit. In F. W. Nerdinger, G. Blickle & N. Schaper, *Arbeits- und Organisationspsychologie* (S. 463–486). Berlin, Heidelberg: Springer. https://doi.org/10.1007/978-3-662-56666-4_24

Niederer, D., & Banzer, W. (2017). Bewegung und unspezifische Rückenschmerzen. In W. Banzer (Hrsg.), *Körperliche Aktivität und Gesundheit* (S. 275–288). Berlin, Heidelberg: Springer. https://doi.org/10.1007/978-3-662-50335-5_19

Organisation for Economic Cooperation and Development OECD (Hrsg.). (2012). *Sick on the job? Myths and realities about mental health and work*. OECD Publishing. https://doi.org/10.1787/9789264124523-en

Pösse, L., Obermeier, R., Nowak, M., & Gläser-Zikuda, M. (2025). Fehler machen erwünscht! Zusammenhänge zwischen wahrgenommener Fehlerkultur, Resilienz und Lern- und Leistungsemotionen von Schüler:innen. *Zeitschrift für Erziehungswissenschaft, 28*(2), 419–440. https://doi.org/10.1007/s11618-025-01306-2

Quante-Brandt, E., & Grabow, T. (2008). *Die Sicht von Auszubildenden auf die Qualität ihrer Ausbildungsbedingungen. Regionale Studie zur Qualität und Zufriedenheit im Ausbildungsprozess*. Bielefeld: Bertelsmann.

Rheinberg, F., & Engeser, S. (2018). Intrinsische Motivation und Flow-Erleben. In J. Heckhausen & H. Heckhausen (Hrsg.), *Motivation und Handeln* (S. 423–450). Berlin, Heidelberg: Springer. https://doi.org/10.1007/978-3-662-53927-9_14

Richter, D., Heckemann, B., & Boinay, F. (2014). *Resilienz bei Mitarbeitenden im Gesundheitswesen – Bedarfsermittlung und Schulung im Umgang mit psychosozialen Belastungen am Arbeitsplatz*. Düsseldorf: Unfallkasse Nordrhein-Westfalen. https://www.gesundheitsdienstportal.de/files/Resilienz-Schlussbericht-Februar-2014.pdf. Zugegriffen: 09. April 2026.

Rothe, I., Adolph, L., Beermann, B., Schütte, M., Windel, A., Grewer, A., Lenhardt, U., Michel, J., Thomson, B., & Formazin, M. (2017). *Psychische Gesundheit in der Arbeitswelt: Wissenschaftliche Standortbestimmung*. (1. Aufl.). Dortmund: Bundesanstalt für Arbeitsschutz und Arbeitsmedizin (BAuA). https://doi.org/10.21934/BAUA:BERICHT20170421

Ryan, R. M., & Deci, E. L. (2020). Intrinsic and extrinsic motivation from a self-determination theory perspective: Definitions, theory, practices, and future directions. *Contemporary Educational Psychology, 61*, 101860. https://doi.org/10.1016/j.cedpsych.2020.101860

Saarni, C. (2002). Die Entwicklung von emotionaler Kompetenz in Beziehungen. In M. von Salisch (Hrsg.), *Emotionale Kompetenz entwickeln. Grundlagen in Kindheit und Jugend* (S. 3–30). Stuttgart: W. Kohlhammer.

Schaper, N. (2019). Wirkungen der Arbeit. In F. W. Nerdinger, G. Blickle & N. Schaper, *Arbeits- und Organisationspsychologie* (S. 573–600). Berlin, Heidelberg: Springer. https://doi.org/10.1007/978-3-662-56666-4_28

Schnitzler, A., Tschöpe, T., Volvakow, I., Raecke, J., Peters, M., Konheiser, S., & Schneider, K. (2021). *Auswirkungen der Corona-Pandemie auf die Ausbildung von Medizinischen Fachangestellten. Ergebnisse einer Auszubildendenumfrage*. Bonn: Bundesinstitut für Berufsbildung (BIBB).

Schönfeld, S., Rathmer, I., Kobs, J., Onescheit, M., Langer, L., Michaelsen, M. M., Esch, T., & Hötger, C. (2025). Gesundheitsförderung, Stresserleben und Arbeitszufriedenheit bei Pflegeauszubildenden: Multizentrische quasirandomisierte kontrollierte Studie zur Wirksamkeit von On-site-Workshops. *Prävention und Gesundheitsförderung, 20*(2), 170–177. https://doi.org/10.1007/s11553-024-01101-7

Schreiber, D., Biebeler, H., Milolaza, A., Nies, N., Sabbagh, H., & Weigel, T. (2023). *Planung und Gestaltung von Ausbildung im Kontext des Lernens im Prozess der Arbeit*. Bonn: Bundesinstitut für Berufsbildung (BIBB).

Serafin, A. (2018). Vulnerabilität im Jugendalter. *SuchtMagazin, 44*(18–3), E-Periodica der ETH Zürich (S. 5–14). https://doi.org/10.5169/SEALS-832339

Simon, S., Laurendi, L., Meining, J., Dully, J., Dindorf, C., Maurer, L., & Fröhlich, M. (2024). Measuring the effect of an ergonomic lecture on the rapid upper limb assessment scores of dental assistant students using inertial sensor-based motion capture – a randomized controlled study. *Healthcare, 12*(16), 1670. https://doi.org/10.3390/healthcare12161670

Stege, U., Stege, K., Reißhauer, A., Kischkel, E., & Joachim, R. (2007). Psychische Begleitsymptomatik und Krankheitsverarbeitung bei chronisch lumbalen Rückenschmerzen. *Physikalische Medizin, Rehabilitationsmedizin, Kurortmedizin, 17*(04). https://doi.org/10.1055/s-2007-988756

Thun-Hohenstein, L., Lampert, K., & Altendorfer-Kling, U. (2020). Resilienz – Geschichte, Modelle und Anwendung. *Zeitschrift für Psychodrama und Soziometrie, 19*(1), 7–20. https://doi.org/10.1007/s11620-020-00524-6

Uhly, A. (2015). *Vorzeitige Vertragslösungen und Ausbildungsverlauf in der dualen Berufsausbildung: Forschungsstand, Datenlage und Analysemöglichkeiten auf Basis der Berufsbildungsstatistik.* Bonn: Bundesinstitut für Berufsbildung (BIBB).

Verordnung über die Berufsausbildung zum Zahnmedizinischen Fachangestellten und zur Zahnmedizinischen Fachangestellten (ZahnmedAusbV) vom 16. März 2022 (BGBl. I Nr. 11, S. 487). Bonn: BMBF.

Weltgesundheitsorganisation. (2020). *WHO guidelines on physical activity and sedentary behaviour.* Genf. https://iris.who.int/server/api/core/bitstreams/faa83413-d89e-4be9-bb01-b24671aef7ca/content. Zugegriffen: 09. April 2026.

Weltgesundheitsorganisation. (2025). WHO fact sheets: „Mental health: Strengthening our response". Genf. https://www.who.int/news-room/fact-sheets/detail/mental-health-strengthening-our-response. Zugegriffen: 09. April 2026.

Wiegel, C. (2024). Berufsbelastung und Stressbewältigung von weiblichen und männlichen Auszubildenden. *Bundesgesundheitsblatt – Gesundheitsforschung – Gesundheitsschutz, 67*(4), 419–428. https://doi.org/10.1007/s00103-024-03857-x

Zahnärztekammer Berlin (2020). *Die Ausbildung zur/zum Zahnmedizinischen Fachangestellten – Abschlussprüfungen I/2019 und II/2019 – aus Sicht der Auszubildenden und Zahnarztpraxen.* Statistische Auswertung der Umfrage. https://www.zaek-berlin.de/dateien/Content/Dokumente/Zahn%C3%A4rzte/Zahn%C3%A4rzte_Download/ZFA/ZFA-Umfrage_I___II_2019_komplett.pdf. Zugegriffen: 09. April 2026.

Ziller, S. (2023). BZÄK startet ZFA-Kampagne. *zm – ZAHNÄRZTLICHE MITTEILUNGEN, 113* (1966), 22/2023, 47–49. https://www.zm-online.de/fileadmin/user_upload/zm_2023_22_online_offen.pdf. Zugegriffen: 09. April 2026.

Zimmerman, B. J. (2000). Attaining self-regulation: a social cognitive perspective. In M. Boekaerts, P. R. Pintrich & M. Zeidner (Hrsg.), *Handbook of self-regulation* (S. 13–39). München, Amsterdam: Elsevier. https://doi.org/10.1016/B978-012109890-2/50031-7

ZM online (2020). *Umfrage der LZKH zur Mitarbeiterzufriedenheit. Geld ist das eine, Wertschätzung das andere. Geld ist das eine, Wertschätzung das andere.* (04/2020). https://www.zm-online.de/artikel/2020/online-terminbuchung-gut-fuer-die-patienten-und-fuer-mich/geld-ist-das-einewertschaetzung-das-andere. Zugegriffen: 09. April 2026.

Zok, K., & Böttger, S. J. (2019). Gesundheitszustand und Gesundheitsverhalten von Auszubildenden Eine bundesweite Repräsentativ-Umfrage unter Auszubildenden in kleineren und mittleren Unternehmen. *WIdO-monitor, 16*(2/2019), 1–12.

Zöller, M., & Tutschner, H. (2013). *Gesundheitskompetenz im Kontext beruflicher Bildung – für nachhaltige Gesundheit und Beschäftigungsfähigkeit.* Abschlussbericht zum Entwicklungsprojekt 4.2.358. Laufzeit II/11 bis I/13. Bonn: Bundesinstitut für Berufsbildung (BIBB).